Ludwig B. Böhm

Die Therapie des Auges mittels des farbigen Lichtes

Ludwig B. Böhm

Die Therapie des Auges mittels des farbigen Lichtes

ISBN/EAN: 9783742809070

Hergestellt in Europa, USA, Kanada, Australien, Japan

Cover: Foto ©Lupo / pixelio.de

Manufactured and distributed by brebook publishing software
(www.brebook.com)

Ludwig B. Böhm

Die Therapie des Auges mittels des farbigen Lichtes

THERAPIE DES AUGES

MITTELS DES

FARBIGEN LICHTES.

LEHRBUCH

VON

DR. LUDWIG BOEHM,

Geheimen Medicinal-Rath und Professor an der Universität zu Berlin.

Mit zwei Tafeln in Farbendruck.

Berlin, 1862.

Verlag von August Hirschwald,

Unter den Linden 68.

Inhalt.

VI

Vorwort.

Die Lehre von einer methodischen Behandlung
und Zurückführung kranker und schwach gewordener Augen zur erneuten Brauchbarkeit durch
Hülfe des farbigen Lichtes habe ich nach dem
Ergebnisse vieljähriger Erfahrungen in der vorliegenden Schrift darzustellen versucht. Dieses
Unternehmen dürfte vielleicht in unseren Tagen,
nachdem der histologische und pathologische
Theil der Augenheilkunde durch das Ophthalmoscop so wesentliche der Therapie zu Gute kommende Fortschritte gemacht hat, zeitgemäss und
nicht ungeeignet sein, wieder einmal auch solchen
Untersuchungen Beachtung zu verschaffen, die
zunächst auf die subjectiven Sinneswahrnehmungen der Kranken gerichtet sind, und
die unmittelbar dem Zwecke dienen, den unter
den mancherlei Einzelheiten pathologischer Veränderungen zwar klarer erkannten, aber nichts desto
weniger in ihrer Function oft niedergehaltenen
Augen aufzuhelfen, und etwa so beizukommen,

wie man schadhaft gewordenen Lungen durch andere Luft, oder den gesunkenen Digestions-Organen durch eine zusagendere Nahrung leichteren Fortgang und Genesung zu verschaffen weiss.

Zahlreich wird voraussichtlich noch lange Zeit hindurch die Klasse der Augenkranken bleiben, bei denen die sonst mit allem Recht so hoch gehaltene Rücksicht auf die Art der pathologischen Entwicklung für die Heilung nicht mehr in das Gewicht fällt. Denn entweder müssen wir in dieser Beziehung, wie bei den erblichen und Rückbildungs-Fehlern, unsere Ohnmacht früh genug einsehen, oder das Krankheitsziel ist fertig und erfüllt, und die Zeit, demselben zuvorzukommen, ist längst verronnen, ehe noch der Leidende überhaupt sich für krank erachtet, oder Hülfe in Anspruch nehmen zu müssen glaubt.

Auch hat man sich über dieses Sachverhältniss in Betreff vieler äusserlich wahrnehmbarer Mängel und namentlich der Formfehler des Auges niemals getäuscht; dass aber auf dem Grunde des Auges, und in dem wichtigsten Theile des Organs, noch ein so reichhaltiges Gebiet abgelaufener pathologischer Veränderungen ausgebreitet liegt, Angesicht dessen es eines gar starken Glaubens bedarf, um die Hoffnung auf eine restitutio in integrum überall aufrecht zu erhalten: davon hat uns, — so denke ich wenigstens — in neuerer Zeit der unpartheiische

Augenspiegel mit seiner täglich wachsenden
Musterkarte ebenfalls klar genug überzeugt.

Wenn dem freimüthigen Bekenntnisse einer
solchen Ansicht die Zustimmung vieler Sachver-
ständigen nicht fehlt, wenn bei aller Anerkennung des schon Gewonnenen der Zeitpunkt noch
weit entfernt ist, wo die auf den Grund des
Auges gerichtete, im Bereich der Möglichkeit liegende, radicale Therapie zu der erforderlichen
Reife gelangt sein wird, und wenn die Kranken
selbst am wenigsten geneigt sein möchten, der
Zukunft einer solchen vollendeten Kunst entge-
genzuharren: so gilt es, eine neue Bahn zu eröffnen und ein Mittel zu finden, das vorläufig,
unerachtet der Fortdauer mancher jetzt klar
unterscheidbarer Netzhaut-Leiden,

1) möglichst für Dasjenige Ersatz zu geben
   vermag, was das Auge unter den natürlich
   gegebenen Beleuchtungs-Verhältnissen zu
   leisten aufgehört hat,

2) und welches die Missverhältnisse auszugleichen im Stande ist, die, im binocularen
   Sehen liegend, mehr als man bisher ge-
   wusst hat, bei den Kranken die Function
   beirren, und ihren Gesichts-Sinn herabsetzen
   und entwerthen.

Darf ich der Vorzüge einer solchen aus der
Physik entnommenen Therapie, ohne die Besorgniss zu hegen, dass ich dadurch gegen sie ein-

nehme, im Voraus Erwähnung thun, und unbefangen aussprechen, wie diese Vorzüge mir erscheinen, nachdem ich länger als zwei Decennien mit ihnen vertraut geworden: so möchte ich mein Urtheil dahin abgeben, dass die Behandlung, durch ein Mittel, wie das farbige Licht ist, sich durch Fasslichkeit und Biegsamkeit für den Arzt empfiehlt, durch Zugänglichkeit und Gefahrlosigkeit den Kranken gewinnt, von Entbehrungen und Schwächung frei, von jedem Zeitverlust fern ist, etwa dem vierten Theil der Augenkranken hilft, und auch denen in unersetzlicher Weise zu Gunsten kommt, welche unwiderruflichen Organisationsfehlern schon verfallen sind, und sich dadurch jedem Einfluss sonstiger Mittel fest verschliessen.

Zur Erläuterung dieses Urtheils, welches jetzt noch Manchem, von Vorliebe getragen und gegen die Wirklichkeit gehalten, zu grell und zu gewagt erscheinen möchte, wird es dienen, wenn ich den Standpunkt der Sache von Vorn herein so bezeichne, dass hier zum Zweck der Behandlung auf das Studium der objectiven Erscheinungen zwar alle zeitgemässe Sorgfalt verwendet, aber doch kein grösseres Gewicht gelegt worden ist, als auf die genaue Beachtung und Abwägung der feinsten subjectiven Sinneswahrnehmungen, durch welche sich der Kranke

als von der Norm abweichend, und als ein Hülfs-
bedürftiger in seiner Art erweist. Ist erst so
der einzelne Kranke in seinem einfachen Mangel, oder in seinen zusammengetretenen Mängeln erforscht: so soll durch eine darauf eben so
genau eingehende Licht-Zutheilung, oder durch
eine Zusammenstellung von Licht-Modificationen
möglichst direct ersetzt oder ausgeglichen werden, was der Leidende in den Fähigkeiten seines Gesichts wirklich verlor, oder auch wegen
vorhandener Missverhältnisse im binocularen Sehen zu verwerthen nur verhindert ist.

In diesem Sinn ist allerdings diese neue
Heilmethode mittels qualitativ geänderten Lichtes
zunächst palliativer Natur, und wird einen ver-
vollständigenden Theil derjenigen Kunst aus-
machen, welche nach geschichtlichen Angaben
im Anfange des vierzehnten Jahrhunderts ein
Mönch Alessandro da Spina durch Anfertigung
und menschenfreundliche Vertheilung der ersten
Brillengläser ins Leben gerufen, und deren Theorie erst drei Jahrhunderte später Johann Kepler
aus der Brechung des Lichtstrahls erklärt hat.
Sind die Physiker heutiger Zeit mit den span-
nenden Untersuchungen beschäftigt, aus den
Zeichnungen, die das Farbenspectrum aufweist,
die Urstoffe der Sonne zu ermitteln, welche, über
Zwanzig Millionen Meilen von uns entfernt, in
deren Gluth verbrennen: so sollen hier für un-

sere Zwecke die einzelnen Wirkungen aufgesucht
und genau verzeichnet werden, die der blaue
Strahl bei seiner Berührung im Nerventapet des
Auges hervorruft, und mittels derer die Sehkraft
in merkwürdiger Weise von Stumpfheiten befreit
und mit vielen Eigenschaften, die ihr im weissen
Licht verloren gingen, von neuem betraut wird.

Den Wirkungen der Lichtbrechung, welche
auf die Fehler der Accommodation gerichtet
sind, und deren man sich zeither in der Augenheilkunde im weitesten Umfange bediente, sollen
die ebenso positiven Wirkungen des in der Farbenzusammensetzung geänderten Lichtes zur Seite
gestellt werden, welche in der erkrankten Netzhaut einen eben so empfänglichen als dankbaren
Boden finden. Sehr oft kann es durch die Umstände geboten sein, dass man die alten Gesetze
der Lichtbrechung mit den hier nachgewiesenen
neuen Gesetzen des qualitativ geänderten Lichtes
gemeinsam wirken lassen muss. Aber einem
solchen in doppelter Weise geordneten Vorgehen
lösen sich auch dann erst die in der Tiefe des
Auges allzu fest geschlungenen pathologischen
Knoten und zeigen sich oft die am wenigsten
erwarteten therapeutischen Resultate.

Dass es für eine solche, unmittelbar auf die
subjectiven Krankheits-Erscheinungen zugerichtete Therapie mittels Licht-Modificationen so
lange Zeit an einer sorgfältigen Pflege und an

leitenden Grundsätzen gefehlt hat, kann nicht
befremden, wenn man erwägt, dass die beiden
Netzhäute auch der Tummelplatz der subjectiven
Täuschungen sind, dass die Vorgänge im binocularen Sehen auch physiologisch erst in neuerer Zeit in erfolgreicheren Angriff genommen
worden sind, und dass auch für den Therapeuten ohne eine besondere und langjährige Belau-
schung dieser Verhältnisse kein klarer Durchblick und kein geregelter Kurplan zu gewinnen
war. Noch weniger darf ich befürchten, dass
man, gegenüber dem jetzt mit manchem schönen
Erfolg ausgebildeten direct radicalen Heilverfah-
ren, in der Wiederaufnahme und Erweiterung
einer mehr palliativ vorgehenden Handlungsweise
etwa einen Rückschritt erkennen werde, nachdem
der feinere Theil der Brillenkunde · neuerdings
schon an manchen Punkten in hervorragenden
Männern der Wissenschaft Vertreter gefunden
hat, und ganz dazu geeignet ist, Vieles in der
Therapie zu leisten, was sonst unerreichbar bleibt.

Zu den subjectiven Symptomen-Gruppen,
welche sich mir bei dieser Art der pathologischen
Anschauung immer mehr von einander lostrenn-
ten, um eben so reichen Stoff zu neuen Beobachtungen zu geben, als der Farben-Therapie ganz
bestimmt unterscheidbare Gebiete zu eröffnen, in
denen man auf ihre sicheren Erfolge rechnen
kann, zähle ich:

1) die Verminderungen in der Deutlichkeit des
   Erkennens,
2) die gestörte Beherrschung der Nähe oder
   der Ferne,
3) die Schmerzempfindungen bei dem Gebrauch
   der Augen, und
4) die Verminderungen in der Ausdauer beim
   Sehen.

Und während ich in diesen so wesentlichen
Gebieten festzustellen suchte, bis zu welcher
Grenze, und unter welchen Umständen der blaue
Lichtstrahl die zu Stande gekommenen Verluste
zu ersetzen vermag, gelangte ich zu jener noch
specielleren Erkenntniss, dass bei der entschiedenen Mehrzahl der Augenkranken
eine Störung in der Verbindung der Eindrücke beider Augen zu einem Gesammt-
Eindruck obwaltet, und dass durch die blosse
Berücksichtigung dieser meistens sehr verborgen
liegenden Störung eine ungemeine Verbesserung
in allen jenen genannten Symptomen-Gruppen
erreichbar ist. Denn wie der kleinste einseitige
Verlust sich dem Kranken sofort in der Gesammt-
heit der Sinnesthätigkeit fühlbar macht, so ist
das kleinste Maass, in welchem man dem blauen
Strahl auf der betreffenden Seite das Uebergewicht giebt, auch das Mittel, den aus der binocularen Störung hervorgehenden Verlusten verschiedener Art abzuhelfen. Während das blaue

Licht schon im Allgemeinen die Sehkraft unterstützt, heben noch nebenbei seine rechts und
links verschieden gewählten Abstufungen den
Missklang der Augen.

Ich kann mir kein Urtheil darüber anmaassen,
ob und in wieweit es mir gelungen ist, diese
therapeutische Schrift, welche aus lauter neuen,
aber nichts desto weniger durch die Zeit besie-
gelten Kranken-Beobachtungen hervorging, dem
heutigen Standpunkte der Wissenschaft gerecht
zu machen, und den sehr in einander greifenden, überall die Gefahr der Wiederholung in
sich schliessenden Stoff so zu ordnen und darzustellen, dass dessenungeachtet jeder Abschnitt
durch seinen Inhalt und in seiner Reihefolge für
das Ganze erläuternd mitwirken könne. Mein
Fleiss hat dabei nicht gefehlt; dennoch ist es
bei der Natur des Gegenstandes leicht möglich,
dass der Physiker und Physiolog von seinem
Standpunkt aus gegen meine Schlussfolgerungen
diesen oder jenen Einwand zu machen hat.

Indessen kommt es bei der Durchführung
eines jeden, und namentlich eines therapeutischen
Gegenstandes vor Allem auf die Feststellung
bestimmter Thatsachen an. Die wissenschaftliche Erklärung derselben steht erst in zweiter
Linie, und ist nach den Ansichten der Zeit oft Abänderungen unterworfen. Für den bleibenden practischen Werth der hier verfolgten Therapie wird,

abgesehen von Tausenden der von mir Geheilten, der Umstand bürgen, dass die Behandlung durch das Licht im Allgemeinen, so wie die Behandlung der binocularen Combinations-Störungen im Besonderen, auf einem sehr einfachen und nahe liegenden Gedanken beruht, dass solche Gedanken aber, — wenn sie ins Einzelne verfolgt werden — am meisten ihre Fruchtbarkeit und Nützlichkeit bewähren, und am ehesten Hoffnung auf Bestehen und auf Weiterentwickelung in sich tragen.

Berlin, am 15. Julius 1862.

Dr. Böhm.

I.

Physikalische Vorbemerkungen.

1. Das Licht.

Bei der Frage über die Entstehung und das Wesen des Lichtes hat man verschiedenen Ansichten gehuldigt. In früheren Zeiten war man geneigt, das Licht als einen feinen unwägbaren Stoff zu betrachten, der von den leuchtenden Körpern, namentlich von der Sonne ausgebe, und sich mit grosser Geschwindigkeit verbreite (Isaak Newton's* Emanations-Theorie). Später aber suchte man den Ursprung des Lichtes durch die Erschütterung einer feinen elastischen im Raum verbreiteten Materie (des Aethers) zu erklären, so wie man die Entstehung und Fortpflanzung des Schalls durch eine Erschütterung oder schwingende Bewegung der Luft erwiesen hat. Ch. Huygens**) war der Schöpfer dieser sogenannten Vibrations- oder Undulations-Theorie und seit Leonhard Euler's***) weiterer Entwicke-

---

*) Isaak Newton, geboren 1642, gestorben 1727.
**) Ch. Huygens, geboren 1629, gestorben 1695.
***) Leonhard Euler, geboren 1707. gestorben 1783.

lung war sie unter den Physikern allgemeiner angenommen worden. Doch erst in neueren Zeiten haben besonders Young's[*]) und Fresnel's[**]) Arbeiten der Undulations-Theorie einen so entschiedenen Sieg verschafft,
dass die Emanations-Theorie jetzt allgemein als unhaltbar
verlassen ist. Sämmtliche Erscheinungen des Lichtes ist
man im Stande, durch die Undulations-Theorie mit mathe-
matischer Schärfe abzuleiten und ihren nothwendigen Zusammenhang mit den Grundthatsachen nachzuweisen.

Leuchtend ist also der Aether nicht, sondern nur
diejenigen Körper, welche ihn in Schwingungen versetzen
können. Wenn sich die Bewegungen des Aethers bis
zur Netzhaut des Auges fortpflanzen, so bewirken sie
das Sehen.

2. Die Brechung des Lichtes.

Die Erfahrung lehrt uns, dass sich das Licht, so
lange es in einem Medium von gleich materieller Beschaffenheit bleibt, auch in gradliniger Richtung fort-
pflanzt. Die Erfahrung lehrt aber auch, dass das Licht
beim Uebergang aus einem Medium in ein anderes
eine Brechung erleidet. Beim Durchgang der Lichtstrahlen durch ein anderes Medium finden sogar zwei
Brechungen, eine beim Eintritt und eine in umgekehrter
Richtung beim Austritt Statt, so dass diese beiden Brechungen sich gegenseitig ausgleichen können, und das
Licht beim Durchgang durch Platten mit parallelen
Flächen, z. B. durch eine Fensterscheibe, schliesslich

*) Thomas Young, geboren 1773, gestorben 1829.
**) Augustin Jean Fresnel, geboren 1788, gestorben 1827.

keine Abweichung von seiner ursprünglichen Richtung
erfährt. Wenn aber das Licht durch einen Körper dringen muss, dessen Flächen schief zu einander geneigt
sind, z. B. durch ein dreiseitig geschliffenes Glasprisma,
so ändert es beim Durchgang seine ursprüngliche Richtung in dem Verhältniss, als die Flächen des betreffenden Körpers schief zu einander geneigt sind.

3. Die Zerlegung des weissen Lichtes
in Farben.

Die Brechung des Lichtes ist auch noch mit einer
anderen auffälligen Erscheinung verbunden, die man die
Farbenzerstreuung des Lichtes nennt.

Der ursprünglich noch ungebrochene Lichtstrahl erscheint uns, sowie die Sonne selbst, ohne Farbe oder
weiss. Lässt man in ein verdunkeltes Zimmer durch
ein kleines rundes Loch *b* einen Sonnenstrahl in der
Richtung *b d* durch ein Glasprisma *s* fallen, dessen
brechender Winkel nach oben gerichtet ist, so erblickt

Fig. 1.

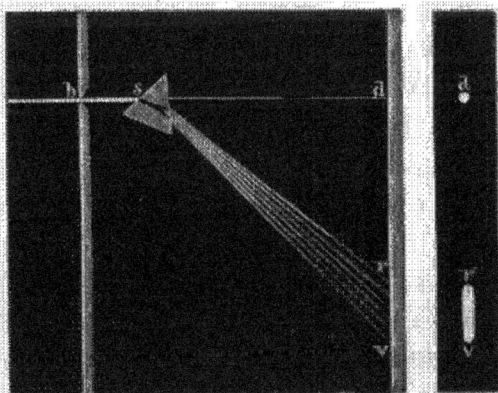

man auf der gegenüberstehenden Wand, statt des weissen
runden Sonnenbildchens, welches ohne das Prisma in *d*
erschienen wäre, ein tiefer unten in *r v* erscheinendes
länglich ovales Bild, das S o n n e n s p e c t r u m, in welchem man sieben verschiedene Farben unterscheiden
kann. Das weisse Licht des Sonnenstrahls ist also
zusammengesetzt und enthält die farbigen Lichter in
sich. Wir erkennen nur diese Farben ohne Zerlegung
durch das Prisma nicht, weil sie in ihrem Zusammenwirken auf jeden Punkt der Netzhaut den Eindruck,
welchen wir Weiss nennen, hervorbringen.

Da jedes der farbigen Lichter eine andere Brechbarkeit besitzt, so gehen sie in verschiedenen Richtun-
gen aus dem zerlegenden Prisma hervor, und erscheinen in einer bestimmten Ordnung. (Siehe Taf. I, Fig. 1.)
An dem Ende des Spectrum, welches dem brechenden
Winkel des Prisma zunächst liegt, befindet sich

R o t h,

dann folgen O r a n g e, G e l b, G r ü n, B l a u, I n d i g o,
und an dem vom brechenden Winkel am meisten entfernten Ende liegt endlich

V i o l e t t.

Die r o t h e n Strahlen sind also die von ihrer ursprünglichen Richtung am wenigsten abgelenkten und
die am wenigsten brechbaren, die v i o l e t t e n dagegen
von allen die am brechbarsten.

Die H e l l i g k e i t des Lichtes wird der Undulations-
Theorie gemäss durch die verhältnissmässige W e i t e der
Schwingungen des elastischen Mediums (des Aethers)
bedingt. Durch die A n z a h l der Schwingungen dagegen wird die F a r b e erzeugt.

So entsprechen z. B. dem äussersten Roth 458 und dem am anderen Extrem liegenden Violett 727 Billionen Schwingungen des Lichtäthers in der Secunde. Da nun aber die Fortpflanzung alles Lichtes mit gleicher Geschwindigkeit geschieht, so folgt daraus, dass die einzelne Wellenlänge des rothen Lichtes fast die doppelte sein muss, wie die des violetten und blauen Lichtes, dessen merkwürdige und für die erkrankten Sehorgane unvergleichlich heilbringende Eigenschaften wir in der vorliegenden Schrift zum ersten Male einer ungetheilten augenärztlichen Beobachtung unterwerfen, und einem systematisch geordneten Gebrauch zuführen wollen.

II.

Das blaue Licht als therapeutisches Mittel.

Im vorigen Capitel ist versucht worden, die wichtigsten Thatsachen und Anschauungen, welche die Optik über das Licht und die darin enthaltenen Farben gewonnen hat, in gedrängtester Kürze zusammen zu fassen. Für das gesunde Auge hat die Physiologie ihre eigenen Lehren daran geknüpft. Aber noch etwas anderes ist es, dem erkrankten Auge gegenüber das farbige Licht zu erforschen, um dasselbe entweder als ein die Netzhaut radical umstimmendes, dynamisches Mittel planmässig zu verwenden, oder — was nicht weniger wichtig ist — da, wo es sich um unheilbare Zustände handelt, durch entgegenkommende Lichtmodificationen ein dem physiologischen Sehen möglichst nahe kommendes Unterscheidungsvermögen wieder herzustellen. Denn so lange wir nicht gegen die mannigfachen organischen Veränderungen der Netzhaut,

deren Diagnose sich unter der Hülfe des Augenspiegels
mit jedem Jahre mehrt und verfeinert, auch in gleichem
Verhältniss neue therapeutische Wendungen gewinnen können, werden wir vorläufig noch in der palliativen Behandlung durch Lichtmodificationen den einzigen Anhaltpunkt suchen müssen und dort auch in der
That eine grössere Befriedigung finden, als man erwartet hat.

Wohl möchte der Zukunft noch die Darlegung anheim fallen, wie mehrere der Farben eine eigene Kraft
besitzen, um dem Auge unter Umständen Vortheile zu
gewähren. Schon manche zweifellose Andeutungen sind
mir dazu geworden. Soviel aber glaube ich beweisen zu
können, dass das blaue Licht als ein mächtiges Heil-
und Erleichterungsmittel hervorragt, mit dessen Eigenschaften der Augenarzt vertraut sein muss, wenn ihm
nicht eine grosse Lücke fühlbar, und der Einfluss auf
ungemein viele Augenkranke verschlossen bleiben soll,
welche im blauen Strahl gedeihen oder genesen, gleich-
wie erstarrte Organismen in erwärmender Luft sich wieder beleben. Die positiven Wirkungen, welche dieses
rein physikalische, für Jeden so leicht zugängliche Agens
ausübt, lassen sich mit solcher Unumstösslichkeit der
Reihe nach aufzählen und in so feste Regeln der Anwendung bringen, dass die gewöhnliche Anschauung,
welche zeither in dem blauen Strahl nur etwas Negatives, nur ein blosses Schutzmittel zu besitzen
glaubte, und Nichts weiter in ihm sah, als einen bequemen Weg, die Intensität des Lichtes zu schwächen,
ganz in den Hintergrund treten muss, weil sie kaum
den kleinsten Theil der thatsächlichen Erfolge in sich

schliesst, und wie eine nur unbestimmte Ahnung den
genau fasslichen Wirkungen gegenübersteht.

So gelangt das blaue Licht in den eigentlichen positiv wirksamen Arzneischatz und
kommt mit anderen physikalischen Kräften und Hülfsmitteln, mit der Wärme und ihren Abstufungen, mit
dem Druck, der Electricität u. s. w. in gleiche Linie,
aber mit dem sowohl wissenschaftlich günstigen als
praktisch willkommenen Unterschiede, dass, während
jene Agentien meist eine zeitraubende, dem Zweifel, der
Missgunst, der Selbsttäuschung, der Ungeduld unterlie-
gende Anwendung erheischen, oder eine Sonder-Wirk-
samkeit des ausübenden Arztes bedingen, bei dem blauen
Strahl im ersten Moment der richtig getroffenen Anwendung der Aufschwung der Sehkraft in ganz bestimmten
Leistungen hervorleuchtet und sich nach der gewonnenen Sehschärfe und Kleinheit der sichtbaren Gegenstände (Cap. IX, 2.), nach der gewonnenen Entfernung (Cap. IX., 3. u. 4.) und nach Zeit (Cap. IX., 6.)
messen und feststellen lässt. Die Farbenlehre des
Physikers kann und wird sich durch solche gegenseitig
sich bedingende Wirkungen zur Farbentherapie ge-
stalten.

Aber die Ergebnisse der von mir verfolgten Therapie durch Verwendung farbig abgeschatteter und ge-
schliffener Gläser, welche ich während vieler Jahre stiller
Beobachtung und Ausübung schon in immer weiteren
Kreisen zum Eigenthum des Volkes habe werden sehen,
wären rein empirische und vereinzelte Thatsachen ohne
inneren Zusammenhang und ohne System geblieben,
hätte nicht gleichzeitig die Optik in ihrem eigenen Ge-

biet während der jüngsten Jahre so manche lebendig
aufklärende Einblicke gerade in das Wesen des Lichtes
und seiner Farben gethan, und sich dadurch, wie schon
an so vielen anderen Punkten, als eine thätige und för-
dernde Hülfswissenschaft der Arzneikunde genähert.

Vor Allem muss ich in dieser Beziehung die mit
eben so scharfsinniger Combination angestellten, als für
die Physiologie und Pathologie des Sehens so reich nutzbaren Forschungen Heinr. Wilh. Dove's*) dankbar
hervorheben, deren Resultate mich wesentlich darauf hin-
leiteten, den eigentlichen Sinn der Klagen der Augenkranken (den Inhalt der subjectiven Symptome)
auf eine neue und der Therapie näher tretende Weise
aufzufassen. Denn wir sehen, dass die Klagen, so sehr
es sich auch im einzelnen Fall um die heterogensten
Krankheitszustände handeln möge, dennoch in gewisser
Einförmigkeit wiederkehren, sich auf Verlust der Deutlichkeit, Ferne, Nähe, Ausdauer, oder auch auf
Schmerzen beim Sehen beziehen, und dass meistens
nur die eine oder die andere dieser Klagen die übrigen
übertönt und formell zurückdrängt. Für alle diese Kranken ist schwerlich noch ein Hülfsmittel vorhanden, das
ebenso verschieden ablösbare heilende Eigenschaften in
sich einschlösse als das blaue Licht, Eigenschaften, von
denen jede in eigenthümlich ausgleichender Weise jenen Schwächen entgegenkommt und jenen Klagen zu begegnen im Stande ist. Denn
das blaue Licht ist brechbarer für das Auge,

*) H. W. Dove, Darstellung der Farbenlehre und optische
Studien, Berlin 1853. — H. W. Dove Optische Studien. Fortsetzung. Berlin 1859.

das blaue Licht ist wahrnehmbarer für das Auge,
das blaue Licht ist schonender für das Auge,
das blaue Licht ist dauergebender für das Auge.

Welch ein Verein brauchbarer Attribute, sobald
wir mit ihnen vertraut, und mit einem geeigneten tech-
nischen Apparat versehen, dem Bedürfniss der Leidenden in eingehender Weise zu entsprechen verstehen!
Hat der Augenspiegel uns den Durchblick geöffnet, um
die objectiven Symptome der Netzhaut, das for-
melle und histologisch localisirte Wesen ihrer Krankheiten klar zu beobachten, und aus der sinnlichen Anschauung heraus therapeutische Maassregeln zu schöpfen,
hat der grosse Strom augenärztlicher Interessen erklärlicher Weise zur Zeit fast ganz dorthin sich gewendet:
so ist hier daneben her der Versuch gemacht, den subjectiven Symptomen „den eigentlichen Klagen
der Kranken" einen Spiegel zu bieten und ihnen
ein zerlegendes Studium zu widmen, mit dem unver-
wandten Bestreben, diesen Klagen auf symptomatisch
heilendem Wege zu begegnen, und den Kranken durch
geändertes Licht die unmittelbarste Befriedigung zu bringen, die ihnen die übrige Augenheilkunst bis auf heute
versagt.

Wenden wir uns deshalb zunächst zu der Betrachtung dieser vier therapeutischen Eigenschaften des
blauen Lichtes.

III.

Die vier wirksamen Eigenschaften des blauen Lichtes.

1.

Das blaue Licht ist brechbarer

für das Auge als das weisse Licht, und um vieles brechbarer als das rothe Licht.

Das menschliche Auge ist einem stark lichtbrechenden Instrument vergleichbar, so dass die Frage entsteht, ob dasselbe auch gleich diesem lichtstreuend oder ob dasselbe dieser Eigenschaft nicht theilhaftig (achromatisch) sei. Leonhard Euler*) war der erste, welcher die Achromasie des Auges zur Geltung brachte und als Grund den Umstand nachwies, dass dasselbe aus mehreren hintereinander gelagerten Medien zusammengesetzt ist, von denen jedes einzelne eine andere

---

*) John Dollond (geboren 1706, gestorben 1761) benutzte die Entdeckung, welche sein Zeitgenosse Leonhard Euler im Auge gemacht, und stellte 1758 aus verschieden brechenden Medien (Crown und Flintglas) die achromatischen Fernröhre dar.

lichtbrechende Kraft besitze. In neuerer Zeit ist jedoch
durch die Untersuchungen von Brücke und Anderen
Euler's Ansicht dahin eingeschränkt worden, dass das
Auge bloss innerhalb der Grenzen des deutlichen Sehens
achromatisch ist. Nur innerhalb dieser in jedem Auge
sich anders verhaltenden Grenzen werden sämmtliche
farbige Strahlen auf der Retina zu Weiss vereinigt. Vor
und hinter dieser Distanz trennen sie sich.

Die bedingte Achromasie und namentlich die
grössere Brechungskraft, welche das Auge für das
blaue Licht im Gegensatz zum rothen Lichte besitzt, zeigt sich vor Allem deutlich, wenn man Dove's*)
Experiment anstellt, und in einem dunklen Zimmer
aus verschiedenen Entfernungen eine Flamme durch eine
gut gewählte violette Glasscheibe anschaut.

Die Flamme erscheint dann in der Weite des
deutlichen Sehens wirklich violett und ohne Saum,
d. h. die rothe Flamme erscheint eben so gross als die
blaue. Das Auge ist hier vollkommen achromatisch.

Aber in einer grösseren Entfernung als in der deutlichen Sehweite, zerlegt sich das Violett wegen der verschiedenen Brechbarkeit seiner Grundfarben, und ein
schön blauer Rand umsäumt die violette in's röthliche
ziehende Flamme, d. h. die blaue Flamme erscheint
grösser als die rothe.

Und wiederum näher als aus der Weite des deutlichen Sehens erscheint dem Auge eine violette Flamme
mit einem scharfen rothen Saum, d. h. die rothe Flamme
ist grösser als die blaue.

---

*) Dove l. c. Seite 174.

Erprobt man nun mehrere Individuen nach einander durch das Anschauen einer Flamme mittels der violetten Glasscheibe, so sieht der Einzelne die Flamme in je verschiedener Entfernung violett. Derjenige aber ist der Weitsichtigste zu nennen, der die Flamme in der grössten Entfernung violett sieht, und derjenige ist der Kurzsichtigste von Allen, der sich der Flamme, um sie rein violett zu sehen, am meisten nähern muss.

Ein anderer die grössere Brechbarkeit des blauen Lichtes beweisender Versuch ist folgender: Ausserhalb der Weite des deutlichen Sehens erscheint ein Mikrometer von schwarzen Linien auf weissem Grunde wie ein grauer, ein Mikrometer von weissen Linien auf schwarzem Grunde wie ein heller Fleck.

Betrachtet man nun das Mikrometer, d. h. die Reihe der Linien, durch ein blaues Glas, und geht mit dem Auge so weit zurück, bis das Gitter durch das Zusammenlaufen der Linien undeutlich und als Fleck erscheint, so sieht man bei Anwendung eines rothen Glases das Gitter noch vollkommen klar in seinen einzelnen Linien ausgeprägt*). Hierin liegt der sicherste Beweis, dass die Sehweite für rothes Licht erheblich grösser ist als für blaues, und dass die Sehweite für weisses Licht grösser ist als für blaues.

Dasselbe Factum hinsichtlich der verschiedenen Brechbarkeit des rothen und blauen Lichtes lässt sich auch so ausdrücken: dass die Convergenzlinien beider Augen beim deutlichen Sehen für rothes Licht einen spitzeren Winkel bilden als für blaues. Und in sofern

---

*) Dove l. c. Seite 181.

können wir mit allem Recht behaupten, dass die farbigen Lichter auch eine mittelbare Beziehung zur Accomodation haben, und dass wir da, wo kleine und namentlich einseitige Abweichungen in dieser physiologischen Function vorkommen, und undeutliches Sehen
veranlassen, durch die farbigen Lichter die Ordnung
wieder herstellen können, sobald wir sie planmässig —
wie später nachgewiesen werden soll — für das rechte
und linke Auge in verschiedener Intensität zur Anwendung bringen.

Die hier erörterte Eigenschaft des blauen Lichtes
ist überhaupt von wesentlicher Bedeutung bei der Ausübung der Brillenkunde. Ein blaues Planglas von einer
bestimmten Abschattung besitzt die Fähigkeit, ein weisses
Convexglas von einer gewissen Stärke zu vertreten, nur
mit dem Unterschiede, dass das Convexglas dem Auge ein
schon fertig gebrochenes, das blaue Planglas aber dem
Auge ein um ebensoviel brechbareres Licht zuführt.

Je dunkler blau das ausgewählte Planglas ist, ein
um so convexer geschliffenes weisses Glas kann man
durch jenes ersetzen. Und ein blaues Convexglas wirkt
je nach der Intensität seiner Lichtart stärker als ein
gleich geschliffenes, aber farbloses Convexglas. Keine
Täuschung liegt also darin, wenn man häufig von Individuen mit guter Beobachtung hört: „sie sähen in dem
Moment, wo man ihnen ein blaues Planglas noch zu ihrer
Convexbrille hinzufügt, oder ihre weisse Convexbrille mit
einer blauen Convexbrille von derselben Schleifungsart
vertauscht, entschieden grösser und dadurch deutlicher".

Diese Vertretung, welche das qualitativ geänderte
Licht in Stelle des bloss gebrochenen weissen Lichtes

ausüben kann, ist unschätzbar zur Wiederherstellung des
gestörten binocularen Sehens. Die Augen dulden er-
fahrungsmässig nicht für die Dauer zwei nebeneinander
gestellte Gläser von verschiedener Convexschleifung; sie
vertragen dagegen mit der grössten Leichtigkeit und Bereitwilligkeit zwei Gläser von verschieden blauer Färbung. Eine unerwartet zahlreiche Klasse von Augenkranken, welche man bisher ihrem Schicksal überlassen
musste, wird künftighin in dieser so sehr modificirbaren
Einrichtung eine angemessene Hülfe finden.

2.

Das blaue Licht ist schonender

als das weisse Licht, und als die übrigen farbigen Lichter.

Schon in den Farbenvorstellungen des Alterthums
zieht sich die Grundanschauung hindurch, dass Gelb
und Roth dem Lichte näher stehen, Blau hingegen mehr
dem Dunkel sich zuwendet[*]).

Diese Auffassung, dass Roth und Gelb stärkere
Leuchtkraft besitzen als Blau, macht sich auch in unse-
rer Sprache durch die Bezeichnungen „brennendes
Roth, schreiendes Gelb" im Gegensatz zu „tiefem
Blau" geltend.

In der Kunstsprache werden von den Malern die
Farben, in denen die gelben und rothen Töne überwie-
gen, warm genannt, Farben dagegen, in denen mehr
das Blau sich geltend macht, als kalt bezeichnet, was,

---

[*]) Dove l. c. Seite 183.

abgesehen von den hierbei leitenden ideellen Vorstellun-
gen, auch in sofern nicht unrichtig ist, als mit der
grössten Leuchtkraft annähernd auch stärkere Wärmeent-
wicklung Hand in Hand geht.

Die experimentelle Physik bestätigt die milde, und
wenn man so sagen darf, bescheidene Einwirkung des
blauen Lichtes auf den Sehnerven durch den exacten
Beweis der relativ geringeren Intensität der blauen Farbe
unter dem Einfluss der Helligkeit einer weissen Beleuchtung.

Fig. II.

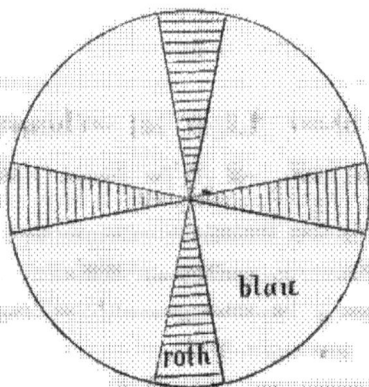

Um bei photometrischen Versuchen auf einer dreh-
baren Scheibe mit blau und roth gemalten Ausschnitten
(Farbenkreisel), ein in der Mitte stehendes Violett zu
erhalten, muss man nach Plateau's Versuchen den
rothen Ausschnitt viermal schmäler machen als den
blauen. Eben so müssen, wenn man aus blauen und
gelben Feldern bei der Drehung des Kreisels Grün erhalten will, die gelben den viel geringeren Flächenin-
halt einnehmen.

Einen noch überzeugenderen Beweis erhält man,

wenn man die von Fechner schwarz auf weiss aufge-
tragene Spirale in den beiden Farben ausführt, deren
Mischung man prüfen will. Sucht man bei der Rotation
des Farbenkreisels die Stelle auf, wo in dem allmählichen Uebergang von Roth durch Violett zu Blau, oder
von Blau durch Grün zu Gelb die beiden zusammen-
wirkenden Farben einander genau das Gleichgewicht
halten, so findet man diese Stelle nie in der Mitte des
Halbdurchmessers der Scheibe, sondern stets nach der
Seite des Blauen hin.

Fig. III.

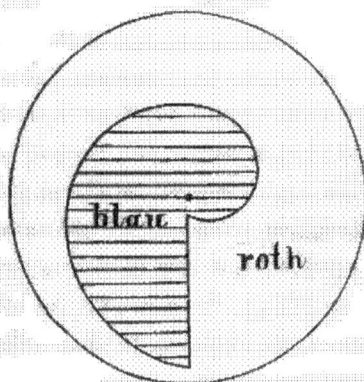

Erklärt aber wird in der Physik diese geringer sich
erweisende Leuchtkraft des blauen Lichtes aus der geringeren Schwingungsweite desselben, und zwar
beträgt nach genauen Messungen, die namentlich Jos.
v. Fraunhofer*) darüber am Farbenspectrum anstellte,
die Helligkeit in der Mitte des Indigo-Blau noch nicht
den zehnten Theil der Helligkeit des Gelben, in welchem als dem Gegensatze das Maximum von Helligkeit
vorhanden ist.

*) Joseph v. Fraunhofer, geboren 1787, gestorben 1820.

In der Physiologie wie in der Augenheilkunde kann
man sich über diese von der Physik dargelegte Thatsache nicht anders ausdrücken, als dass Gelb und
Roth auf die Netzhaut reizender einwirken,
Blau hingegen schonender sei. Auch fehlt es in
der Physiologie nicht an Beobachtungen für die schonende Eigenschaft des blauen Lichtes, die wir für die
Behandlung der Augenkranken als nutzbar nachzuweisen
wünschen. Vor Allem gehört hierher das Experiment
des Farbenabklingens.

Schliesst man das Auge, nachdem man dasselbe
vorher, z. B. durch Sehen in die untergehende Sonne, ge-
reizt hatte, so durchläuft das Nachbild in der Netzhaut
vom höchsten Reizzustande des Weissen ab die einzelnen Farben des Regenbogens, bis erst zuletzt das
Blau auftaucht, um vermittels des Violetten den Uebergang zum gänzlichen Verschwinden des Nachbildes in
Schwarz zu machen, und den Beweis zu liefern, dass
nun erst die betreffende Netzhautstelle so ruhig geworden ist als das übrige Feld. In der blauen Farbe drückt
sich also offenbar der geringste Reizzustand deutlich aus.

Der schwächer leuchtenden und schwächer reizenden Eigenschaft des blauen Lichtes ist auch die physiologische Thatsache zuzuschreiben, dass dasselbe weit
weniger zur Erweckung der subjectiven Complementair-
farben anregt, als die übrigen Farben dies thun. Unter vielen Tausenden, welchen ich das Tragen blauer
Gläser verordnete, erinnere ich mich nur eines einzigen
Falles, wo nach Abnehmen der blauen Brille ein schwach
orangefarbiges Licht erschien. Es war dies ein nam-
hafter bejahrter Geistlicher, der sich viel mit gelehrten

Studien beschäftigte und einen Theil der Nacht dazu verwendete.

Bei einer krankhaften Alteration der Netzhaut pflegt es einen viel gefährlicheren Zustand anzuzeigen, wenn in derselben die subjectiven Lichterscheinungen in Gelb und Roth sich aussprechen, als wenn die Leidenden sich in blaues Licht versetzt glauben. Nach Staar-Operationen beobachtet man gar nicht selten diese blaue Lichterscheinung, ohne dass man deshalb den glücklichen Erfolg ernstlich bedroht erachten müsste.

Industrielle Unternehmungen geben oft ungesucht die schlagendsten Beweise in Betreff der verschieden schädlichen Einwirkungsart der einzelnen Farben auf die Netzhaut des menschlichen Auges. In dieser Beziehung war mir eine hiesige Stickerei-Anstalt überaus lehrreich, in welcher gegen funfzig Arbeiterinnen beschäftigt sind, auf Seidenstoffen von den verschiedensten Farben und von meist glatter reflectirender Oberfläche, wie der Atlas sie in hohem Grade besitzt, zu sticken. Und zwar werden die werthvollen Arbeiten nach Mustern ausgeführt, die auf den Stoffen in schwarzen Linien vorgezeichnet sind.

Hier hat es sich schon seit Jahren bei den verschiedensten und jugendkräftigsten Augen immer von Neuem erwiesen, wie unter allen Farben Gelb und sonderbarer Weise in noch höherem Grade Apfelgrün die feindseligste und die Unterscheidungskraft geradezu aufhebende Farbe ist. Bei Tage kann auf schönen Seidengeweben nur unter steter Unterbrechung gearbeitet werden. Die vorgezeichneten Linien sind schon nach mehreren Minuten spurlos verschwunden, und die Stickerin

2 *

hat nur den lichten Stoff, kein Muster mehr vor Augen.
Bei künstlicher Beleuchtung aber ist es geradezu unmöglich, auf apfelgrünem Atlas zu sticken. Als den belieb-
testen und die Sehkraft am meisten unterstützenden Stoff
bezeichnen dagegen die Arbeiterinnen einstimmig den
blauen. Ueber ihn geht eine andere Sage, nämlich,
dass er Kopfschmerzen errege. Hier waltet offenbar ein
Trugschluss ob, indem die blaue Farbe durch ihre schonende Berührung der Netzhaut eine so unablässig rast-
lose Beschäftigung erlaubt, dass eher das Gehirn darunter büssen muss, als dass die Augen davon ermüdeten.

Auch in der Thierwelt macht sich die vorwiegend
reizende Wirkung der rothen Farbe in mancher sprechenden Weise geltend: Der Truthahn geht zornig auf Menschen an, die rothe Kleidungsstücke tragen. Des Stieres
Wuth wird durch ein scharlachrothes Tuch des Mata-
dore im Gefechte aufgestachelt, und des eigenen Lebens
Gefahr lenkt der Kämpfende dadurch ab. Eine geschicht-
lich bekannte Thatsache ist es, dass, als die Engländer
in Indien Krieg führten, sich ihre Regimenter oft kaum
vor den Angriffen der Horden wilder Stiere zu retten
wussten, die sich auf sie stürzten, angereizt durch die
rothen Uniformen der britischen Nation.

So kommen die verschiedensten Erfahrungen darin
überein, dass schon das gesunde Auge von den gelben und rothen Strahlen entschieden stärker erregt wird.
Die Erregung nimmt aber einen verletzenden, ja mit der
Zeit vernichtenden Charakter an, da, wo das Sehorgan
krank, empfindlich und durch mancherlei noch so kleine
Organisations-Störungen, die sich uns jetzt objectiv be-
kunden, in seinem Verhalten gegen das natürliche Licht

ein anderes geworden ist. Und keine blosse Milderung
der Lichtintensität reicht dann an die Erfolge heran,
welche wir durch eine Lichtwandlung erzielen, bei welcher die sympathischen blauen Strahlen im richtigen
Ueberschuss der bedürftigen Netzhaut zuströmen.

3.

Das blaue Licht ist wahrnehmbarer
als das weisse Licht, und als die übrigen farbigen Lichter.

Wahrnehmbar und zum Bewusstsein kommend sind
überhaupt nur die unmittelbar auf die Sinnesorgane wirkenden Eindrücke. Doch gehört dazu, dass diese Eindrücke oder Bewegungen sich schnell gleichmässig wie-
derholen. Die bei gleicher Stärke verhältnissmässig am
häufigsten auf die Sinnesorgane wirkenden Bewegungen
werden auch am genauesten, die am langsamsten erfolgenden werden zuletzt einzeln gar nicht mehr empfunden.
Bei dem Gehör- wie bei dem Seh-Sinn giebt es
eine Menge von Erscheinungen, die eben in dieser Abstufung der Schnelligkeit begründet sind, und welche
sich als gleichbedeutend für die Empfindung neben einander stellen lassen.
In der Akustik zunächst erklärt sich daraus:
1) warum, um vernommen zu werden, die Saiten des
tief tönenden Contrebasses weiter schwingen und
energischer sein müssen als die der Violine, welche
ihrerseits sich durch die Schnelligkeit ihrer Schwingungen geltend macht;

2) warum wir, um einem Schwerhörigen ohne Anstrengung verständlich zu werden, lieber in höherem, d. h. rascher schwingendem Tone sprechen
   als in einem tiefen; und
3) warum, wenn die selbst durch das Sprachrohr ver-
   stärkte Stimme des Seemanns im Sturme verhallt,
   noch der schrillende Ton der Bootspfeife das Brau-
   sen der Wogen und das Geheul des Windes durchdringt.

Wie in der Akustik der höhere Ton zum tieferen,
so verhält sich in der Optik das Blau zum Roth. Bei
dem blauen Strahl sind die Berührungen der Netzhaut
und deren Schwingungen häufiger als bei dem rothen,
so wie die des Trommelfells zahlreicher sind bei dem
höheren Ton als bei dem tieferen. Aus solcher Energie
und Wahrnehmbarkeit des blauen Lichtes ergeben sich
viele gewöhnliche Gesichtserscheinungen und viele Thatsachen optischer Experimente. Aus dieser Eigenschaft
erklären sich die in den späteren Abschnitten dieser
Schrift einzeln dargelegten merkwürdigen Erfolge für die
erkrankten und für die verbrauchten Augen. Gleich dem
Ton der Bootspfeife durchdringt hier der blaue Strahl
die dem Sehorgan sich entgegenstellenden Hindernisse
und Verfinsterungen allerlei Art, und hilft noch erhellen
und erhalten, wo das weisse Licht Nichts mehr an Hoffnung bieten kann.

Als beweiskräftig für die grössere Wahrnehmbarkeit des blauen Lichtes dürften hier besonders folgende physikalische Thatsachen hervorzuheben sein:
1) Wenn wir bei vorrückender Dämmerung in einer
   Gemäldegallerie verweilen, so verschwinden, wie

Dove*) zuerst die Beobachtung gemacht hat, un-
serem Auge mehr und mehr die rothen Gewänder,
während die blauen noch in voller Kraft hervortreten. Denn wie bei schwächer werdendem Tone
die Grenze der Wahrnehmbarkeit tiefer (langsam
schwingender) Töne abnimmt, so ist es vollkommen entsprechend, dass bei abnehmender Helligkeit die Grenze der Wahrnehmbarkeit des Rothen
sich ebenfalls früher verengert;

2) durch die betreffende Eigenschaft des blauen Lichtes wird erklärlich, warum sich bei dem schwachen
Sternenlichte das Blau des Himmels noch deutlich geltend macht;

3) in der Häufigkeit der Schwingungen beim blauen
Strahl ist ferner der Grund zu suchen, warum ein
durch blaue Glasscheiben erhelltes Zimmer viel
länger in die Dämmerung hinein erleuchtet bleibt,
als Zimmer mit anders gefärbten Scheiben;

4) warum in gemalten Kirchenfenstern bei Tage zwar
die dem Lichte näher stehenden gelben und rothen
Farben greller und leuchtender sind, aber mit dem
Abend die blauen Farben entschiedener hervortreten;

5) warum ein violettes Glas bei zunehmender Dämmerung immer mehr ins Blau zieht;

6) warum der oben angeführte Versuch mit dem Farbenkreisel eine andere Eintheilung der Felder ver-
langt (so dass die blauen verhältnissmässig kleiner
sein müssen), wenn bei der Rotation des Kreisels

---

*) Vergl. a. a. O. Seite 186.

zur Zeit der Dämmerung durch Blau und Roth das
Violett, oder durch Blau und Gelb das Grün ent-
stehen soll;

7) auf der grösseren Wahrnehmbarkeit des Blau beruht endlich die exacte Beobachtung, welche Dove
mittels des Stereoscops anstellte: Wenn man vor
das rechte Auge ein farbiges Glas hält, vor das
linke Auge ein anderfarbiges, und nun im Stereo-
scop die für das rechte und linke Auge entworfene
Projection eines Körpers mit weissen Linien auf
schwarzem Grunde ausgeführt beobachtet: so erscheint das Relief in der Mischungsfarbe, während
alle Kanten aus getrennten einander der Länge
nach berührenden farbigen Linien bestehen. Bei
der Anwendung eines Glases, welches die blauen
homogenen Strahlen durchlässt, und eines anderen,
welches dasselbe für die rothen thut, ist die Erscheinung am schönsten.

Macht man nun die Beobachtung während der
zunehmenden Dämmerung, so verschwinden die
rothen Kanten immer mehr, zuletzt sind sie kaum
mehr sichtbar, doch noch soweit mitwirkend, dass
das Relief erscheint. Endlich aber verschwinden
sie vollständig, so dass man statt des Reliefs nur
die in blauen Linien ausgeführte Projection sieht,
welche der Ansicht des durch das blaue Glas se-
henden Auges entspricht. Legt man ferner zwei
rothe Gläser vor die Oeffnungen des Stereoscops, so
sieht man gar nichts, während bei zwei blauen
Gläsern das Relief noch lange wahrgenommen wird.
Der abendlichen Dämmerung in der Natur ent-

spricht die schwindende Kraft des Lichtor-
gans, und wie dort der blaue Strahl der noch
am längsten leuchtende bleibt: so vermag derselbe
dem kranken und erlöschenden Auge länger als die
anderen farbigen Strahlen die Deutlichkeit in den
Wahrnehmungen zu erhalten und zu bewahren.

4.

Das blaue Licht ist dauergebend für das Auge,

mehr als das weisse und als die übrigen farbigen Lichter.

Je mehr mit der Theilung der Arbeit die Beschäftigungen der Menschen sich in das Einzelne drängten,
desto mehr haben auch die Anforderungen an eine ein-
förmig andauernde Thätigkeit der Augen sich gesteigert.
Der Tag reichte für das Maass der Aufgaben nicht mehr
aus; die Technik musste ihn verlängern, und es ist ihr
auch gelungen, das den Tag ersetzende Licht mannigfach zu
erzielen, zu schärfen und auf das billigste herzustellen. *)
   Wenn aber bei einem solchen Umschwung der Le-
bensverhältnisse die Besorgniss zur lauten Thatsache
sich erhob, dass, diesen Neuerungen und Erfindungen
gegenüber, die organischen Einrichtungen des Sehsinnes nicht mehr stichhaltig sein können, wenn die
durch Mangel an genügender Ausdauer Bekümmerten,

---

*) Der Weber in den düsteren Stübchen Londons erhält das
für seine achttägige Arbeit erforderliche Licht für die geringe
Summe von noch nicht fünf Silbergroschen.

über rasche Ermüdung der Augen Klagenden und an
Erschpöfung der Sehkraft Leidenden sich in unbestreit-
bar grösserer Zahl um die Augenärzte drängen als sonst,
und als es selbst dem Maassstabe nach stattfinden dürfte,
den entdeckbare organische Veränderungen im Auge zu
erklären im Stande sind: so liegt meines Erachtens die
deutliche Mahnung darin, dass an einer anderen Stelle
— in unserer Therapie — noch der entsprechende Fortschritt fehlt, um den bedrohten Sinn mit dem neuen
Leben und den neuen Erfindungen vertraut zu machen,
und um das Auge unbeschadet und ohne Ermüdung
den gesteigerten Einflüssen Preis stellen zu können.

Diesem so zeitgemässen Zweck dient die blaue
Lichtart, nicht in dem untergeordneten Sinn blosser
Schutzmittel, an denen es von je her nie gefehlt hat,
sondern in der viel weiter tragenden Bedeutung eines
positiven die dauernde Wahrnehmung erhöhenden
Mittels, das nach bestimmten Gesetzen zu regeln ist.

Die Physik spricht zwar die dauergewährende Eigenschaft des blauen Lichtes an keiner Stelle als Thatsache
aus; aber in der verwaltenden Hand des Arztes ist diese
Kraft die nothwendige Folge der sonstigen nutzbaren
Attribute, welche das blaue Licht dem lebenden Organe
gegenüber entfaltet. Die vitale Seite des Sinnes mit
seinen individuellen Abweichungen steht viel zu sehr
im Vordergrund, als dass nicht die Beweisführung der
dauergewährenden Kraft mehr Sache der Heilkunde
als die der Physik wäre. Und so musste ich mich hier
im physikalisch einleitenden Theil vorläufig darauf beschränken, diese Eigenschaft des blauen Lichtes als
die vierte nur anzuführen, aber dieselbe auch als die

glücklichste und umfassendste von Allen hervorzuheben. Der Beweis des wichtigen Satzes

„blaues Licht gewährt die Dauer“

wird erst das Ziel und der Schluss der vorliegenden
Arbeit sein (siehe Cap. IX., 6.), und den Sammel- und
Brennpunkt vieler einzelnen therapeutischen Erfolge bilden, die das blaue Licht in so hervorragender Weise zu
bringen befähigt ist.

IV.

Der technische Apparat zur Verwendung des blauen Lichtes.

Wenn es sich um die Beschaffung einer Reihefolge blau abgeschatteter Gläser handelt, welche den specifischen Heilapparat für die Netzhaut bilden sollen, so ist zunächst hinsichtlich des Materials die Thatsache hervorzuheben, dass noch kein einziger unter den bis jetzt untersuchten durchsichtigen Körpern entdeckt worden ist, der ein vollkommen einfarbiges, ein sogenanntes homogenes Licht liefert. Und so besitzen wir auch keine Glasmasse, die für die Verwendung zu therapeutischen Zwecken ein rein blaues Licht bieten kann. Ein solches physikalisches Lichtsieb — wenn ich mich so ausdrücken darf — giebt es nicht, und stets sind den vom Glase durchgelassenen blauen Strahlen noch mehr oder weniger andere farbige Strahlen beigemischt.

Das blosse Durchblicken durch ein blaues Glasscheibchen, mag dasselbe auch noch so intensiv gewählt sein, kann uns über die grössere oder geringere Rein-

heit seiner Farbe wenig belehren. Eine zuverlässige
Entscheidung über die wahre Farbe wird erst durch Erprobung mit Hülfe des Spectrums gewonnen. Dieses
richtet man sich in der Weise vor, wie auf Seite 3
beschrieben und in Fig. I. dargestellt worden ist, um
alsdann noch unmittelbar hinter den Spalt, durch welchen die Sonnenstrahlen in den dunklen Raum treten,
die farbige Glasplatte einzuschalten. Dann wird auf der
gegenüberstehenden Wand ein Spectrum sichtbar werden, aber kein vollständiges, sondern nur ein solches,
das der Farbenzusammensetzung der Glasplatte entspricht,
die man zur Prüfung eben eingeschaltet hat.

Zu therapeutischen Zwecken dient bis jetzt noch
am besten die schön azurblau gefärbte Glasmasse, welche
man durch grösseren oder geringeren Zusatz von Kobaltoxydul von den dunkelsten bis zu den hellsten
Abstufungen erhalten kann. Auch das Dünnschleifen gewisser gegebener Platten giebt uns Gelegenheit, die
Farbenintensität gradweise abzuschwächen. Das Kobaltoxydul hat zunächst die Eigenschaft, so intensiv zu
färben, dass schon ein Tausendstel davon in einer Glasmasse sich bemerkbar macht. Was dagegen die Rein-
heit der bewirkten blauen Farbe betrifft, so ist dieselbe
von der Homogenität noch ziemlich weit entfernt.

Bringt man, um sich von dieser Thatsache zu überzeugen, eine genügend tief gefärbte Platte des azurblauen
Kobalt-Glases zur Spectral-Untersuchung dicht hinter den
Spalt, so dass nun nicht mehr weisses, sondern kobaltblaues Licht auf das Prisma fällt, so verändert
sich das auf der gegenüberstehenden Wand erscheinende
Spectrum durch die so genannten Absorptions-Erschei-

nungen nicht so wesentlich, als man dies wohl erwarten
könnte. Vom violetten Ende ab gesehen bleiben namentlich die beiden ersten Drittheile des Spectrums (in
welchen Violett, Indigo, Blau, Grün und ein Theil des
Gelbs sich befinden) unverändert. Nur das letzte
Drittheil erleidet einen Verlust in seinen Farben. Dasselbe ist von vier schwarzen Streifen (Absorptions-Streifen)
durchzogen, welche einen Theil des in ihm befindlichen
Gelbs, Orange und Rothes auslöschen. Je nachdem
man eine intensiver blau gefärbte Glasplatte hinter den
Spalt einschaltet, um so mehr sehen wir wohl die vier das
Spectrum durchziehenden Streifen dunkler auftreten, aber
dieselben nehmen nicht etwa an Breite zu, so dass sie
sich endlich einander berühren könnten, um das zwischen
ihnen liegende Gelb, Orange und Roth gänzlich verschwinden zu lassen.

Nach dem Ergebniss dieses Experiments vermindert
also das kobaltblaue Glas die dem gereizten oder organisch benachtheiligten Auge am wenigsten zusagenden gelben, orangen und rothen Strahlen und lässt dagegen
die ihm sympathischen mit geringerer Leuchtkraft begabten
blauen Strahlen im Ueberschuss zuströmen. Aber diese
qualitative Veränderung in der Zusammensetzung des
Lichtes ist für die krankende Netzhaut von ungemeiner
Wichtigkeit. Denn wie deren Empfänglichkeit für Unterschiede der Lichtbrechung einen hohen Grad
hat, so dass sie die geringfügigsten Verbesserungen, die
man den durchsichtigen Substanzen mittels Schleifung
verschafft, bemerken, und z. B. selbst noch den Unterschied zweier Gläser mit einem Focus von je 80 und
90 Zoll wahrnehmen kann: so wiederholt sich in ihr

ein eben so feines Gefühl für die qualitativen Veränderungen des Lichtes. Je mehr der gewohnte Strahlen-
complex, den das weisse Licht bildet, durch Aenderungen
in seiner Zusammensetzung zu einer sanfteren Mischung
umgewandelt wird, desto mehr sehen wir die nur physiologisch unterdrückte oder organisch gehemmte Function des Auges wieder frei werden und
an Nachhaltigkeit gewinnen.

Ich glaubte daher einem wesentlichen Bedürfniss
der Therapie zu entsprechen, indem ich für die Verwendung in der augenärztlichen Praxis eine Reihe verschiedener Lichtmischungen mittels kobaltblauen Glases an-
fertigen, und diese Nüancen nicht nur den Plangläsern
zur Beschaffung der bis dahin schon gebräuchlichen Schutzbrillen, sondern auch allen geschliffenen Gläsern zutheilen
liess. Da bekanntlich je Hundert Nummern der Concav-
und Convex-Schleifung in farblosem Glase verwendet
worden, so ist mittels dieser durchlaufenden sechsfachen
Nüancirung des Materials die Zahl der geschliffenen
Brillengläser zur Auswahl noch um Zwölfhundert gestiegen. Erinnere ich nun noch an die im sechsten Abschnitt
dieser Schrift bewiesene Thatsache, dass die beiden Augen
bei der Mehrzahl der Kranken Gläser von gleicher Schleifung, aber dabei eine je rechts und links verschiedene
Lichtmischung erheischen, so steigert sich die Möglichkeit der Combinationen berechenbar in die Tausende
und wir haben noch kein zweites Organ, dem wir mit
solcher Bereitwilligkeit eines Mittels gegenüber ständen,
sei es um die Heilung beginnender Erkrankungen zu unterstützen, sei es um bereits organisch gewordene Erkrankungen auszugleichen, und des Fortbestehens der letz-

teren unerachtet, die Brauchbarkeit des Organs zu ermöglichen.

Diesen für eine geregelte Licht-Therapie nothwendigen Apparat stellte ich im Jahre 1840 bei meiner Anwesenheit in der optischen Anstalt zu Rathenow gemeinsam mit dem umsichtigen Director derselben, Herrn Busch, durch eine Reihe farbiger Original-Gläser fest, und nachdem erst wieder die betreffenden Glashütten das dazu geeignete Material erzielt hatten, wurde das neue System gradweise abgeschatteter Convex- und Concav-Gläser von Seiten der durch ihre Leistungen anerkannten Anstalt in so zweckentsprechender Weise ausgeführt, dass dasselbe mit jedem Jahre eine grössere Aufnahme gefunden, ohne laute Empfehlung ein Gemeingut unzähliger Leidenden geworden, und sich zu einem Lieblingsmittel in den Händen vieler namhaften Augenärzte herangebildet und bewährt hat.

Auf Taf. II. sind die sechs kobaltblauen Nüancen, welche ich aus einer langen Erfahrung als die brauchbarsten erkannt habe, durch Farbendruck wiedergegeben. Dieses Verfahren schien mir für die leichtere Verständigung ausreichend. Für die wissenschaftliche Bestimmung dagegen war eine genauere Feststellung nothwendig, und da wir eines geeigneten Cyanometers entbehren, so versuchte ich diesem Erforderniss durch Hülfe chemischer Auflösungen zu entsprechen.

Mit viel grösserer Genauigkeit als mittels des Glases und anderer festen durchsichtigen Körper — bei deren Darstellung nicht nur das verwendete Material, sondern auch der jedesmalige Hitzegrad auf den Ausfall der Farbe Einfluss übt — lassen sich Farbenabstufungen durch die

Bereitung chemischer Lösungen erzielen, sowie genau nach Maass und Gewicht feststellen. Und mit dieser technisch günstigen Seite verbinden die farbigen Lösungen noch ausserdem die therapeutisch wichtige Eigenschaft, dass man durch sie eine der Homogenität bedeutend näher tretende blaue Farbe erreicht, als durch irgend einen der festen durchsichtigen Körper. Namentlich zeichnen sich unter den farbigen Lösungen, welche man bisher dargestellt hat, die schön-blaue Lösung des schwefelsauren Kupferoxyd-Ammoniaks in Wasser, und die Lösung des Berlinerblau in Oxalsäure aus. Erstere löscht die weniger brechbare Hälfte des Spectrums vollkommen aus, und es bleibt nur Blau, Indigo und Violett übrig.*) Letztere nähert sich der Homogenität der Farbe noch mehr, löscht auch noch das Violett aus, so dass sie nur noch das Blau und Indigo in ihrem Spectrum erscheinen lässt.**)

Die blauen Lösungen schienen mir daher durch ihre beiden Eigenschaften zu einer doppelten Nutzanwendung geeignet, und zwar technisch zur Normalisirung bestimmter Nüancen und therapeutisch zur Darreichung eines möglichst homogenen Lichtes. Ich sah mich deshalb zu der Construirung von hohlen Augengläsern veranlasst, welche in ihrem hermetisch verschlossenen Raum eine dünne Schicht der schön-blauen Flüssigkeit aufzunehmen vermögen.

Zu diesem Zweck liess ich zwei Plangläser mit ihren Flächen nicht unmittelbar — wie dies bekanntlich bei der Bereitung der plattirten und der achromatischen

---

*) Siehe Taf. 1. Fig. 3.
**) Siehe Taf. 1. Fig. 4.

Augengläser geschieht — sondern so an einander kitten,
dass sie den schmalen Rand eines dritten Planglases
zwischen sich fassten, welches central so weit ausge-
schnitten war, dass davon nur noch ein $1\frac{1}{2}$ Linien breiter
(dem Felgenkreis eines Rades ähnlicher) Rand übrig gelassen wurde. Nach geschehener Verkittung der drei
auf einander gelegten Theile mittels Mastix, wurde alsdann die Rand-Zwischenlage an einer Stelle durchbohrt,
um die von ihr rings umfasste flache Zwischenhöhle zugänglich zu machen, die blaue Flüssigkeit einzuspritzen
und die Oeffnung dann wieder durch Mastix zu verschliessen.

Erforderten die Umstände, dass nicht Plan-Hohl-
gläser, sondern geschliffene Gläser mit farbiger Flüssigkeit gefüllt, verwendet werden mussten, so wurden nach
geschehener Zwischenlagerung des circulären Randes
statt der Plangläser in ähnlicher Weise zwei plancon-
vexe oder zwei planconcave Gläser mit ihren zugewen-
deten ebenen Flächen ringsum an einander gekittet, um
die blaue Lösung von bestimmter Saturation in sich aufzunehmen. Waren also Kranke in dem Bereich ihrer
Accomodation hülfsbedürftig und gleichzeitig in ihrem
Netzhautleben schwer betroffen, so eröffneten diese combinirten, ein gebrochenes homogenes Licht bieten-
den Gläser durch ihre erweckenden und doch schonenden Strahlen noch die Möglichkeit, den Rest der ver-
bliebenen Sehkraft in allen den Beziehungen verwerthbar
zu machen, welche in dem therapeutischen Theil
(siehe Abschnitt IX.) auf das bestimmteste nachgewiesen sind.

Was aber hier die technische Seite der mit blauer

Flüssigkeit gefüllten Augengläser in Rücksicht auf die
Feststellung bestimmter Farben-Nüancen nach Maassgabe
der Quantität des färbenden Materials betrifft, so habe ich
zunächst der Lösung des Kupferammonium den Vorzug
gegeben, weil ausser der Homogenität auch noch die
Dauerhaftigkeit der zu erzielenden blauen Flüssigkeit in
Betracht gezogen werden musste. Um diese Eigenschaft
beurtheilen zu können, kam mir der Umstand zu Statten,
dass ich bereits seit vielen Jahren auf meinem Studir-
tisch eine mit der Lösung von Kupferammonium gefüllte
Glaskugel stehen hatte und dass diese alte Lösung mit
einer frisch bereiteten von derselben Stärke verglichen
keine Abweichung verrieth.

Der durch seine zweckmässigen Erfindungen in der
Technik bekannte, und wegen seiner Erfahrungen hoch-
geschätzte Chemiker Herr Kindler hatte die Güte,
auf meinen Wunsch eine solche Reihefolge von Lösungen
des Kupferammoniums nach Maass und Gewicht anzu-
fertigen, welche möglichst den von mir gebrauchten sechs
Nüancen des Kobaltglases und den darüber auf Taf. II.
gegebenen farbigen Abbildungen entsprachen. Selbstverständlich musste bei diesen Bestimmungen der Nüancen
auch die Stärke der Schicht in Betracht kommen,
welche die gefärbte Flüssigkeit bildete. Bei den gefüllten Augengläsern aber liess sich diese Schicht nach der
Dicke des zwischengekitteten Circular-Randes genau ermitteln. Sie betrug nach Herrn Kindler's Messungen 0,75
preussische Linien, das sind 0,772 englische Linien oder
1,634653 Millimeter.

Den sechs blauen Abstufungen entsprachen folgende
Lösungen:

der Nüance I:

    $\frac{1}{2}$ Gewichttheil Ammonium cuprico-sulphuricum,

    95 Gewichttheile Wasser,

    5 Gewichttheile Liquor Ammonii caustici;

der Nüance II:

    1 Gewichttheil Ammonium cuprico-sulphuricum,

    95 Gewichttheile Wasser,

    5 Gewichttheile Liq. Ammonii caustici;

der Nüance III:

    $1\frac{1}{2}$ Gewichttheil Ammonium cuprico-sulphuricum,

    95 Gewichttheile Wasser,

    5 Gewichttheile Liq. Ammonii caustici;

der Nüance IV:

    2 Gewichttheile Ammonium cuprico-sulphuricum,

    95 Gewichttheile Wasser,

    5 Gewichttheile Liq. Ammonii caustici;

der Nüance V:

    $2\frac{1}{2}$ Gewichttheile Ammonium cuprico-sulphuricum,

    95 Gewichttheile Wasser,

    5 Gewichttheile Liq. Ammonii caustici;

der Nüance VI:

    3 Gewichttheile Ammonium cuprico-sulphuricum,

    95 Gewichttheile Wasser,

    5 Gewichttheile Liq. Ammonii caustici.

Diese Verhältnisse können in ähnlich fortschreitender Weise verändert werden, um die noch tieferen Nüancen zu bilden, deren ich mich in seltneren Fällen von sehr gesunkener Sehkraft zu bedienen Veranlassung gefunden habe.

V.

Die grauen Augengläser (Rauch-gläser).

Ich lasse hier die Betrachtung einer Art von Augen-gläsern folgen, durch welche der zur Licht-Therapie ver-wendbare Apparat in neuerer Zeit von England her eine Vervollständigung erfahren hat. Diese Gläser ver-binden mit ihrer Durchsichtigkeit eine graue rauchfar-bige Beschaffenheit, und wurden deshalb von Hause aus nicht unpassend mit dem Namen Smoke-oder Neutral-tint-Glas bezeichnet.

Durch einen Zusatz*), den man bei der Bereitung des Materials dem kieselsauren Kali gab, hat man die-sen Rauchgläsern das Vermögen verschafft, alle farbi-gen Strahlen des weissen Lichtes, das sie durchdringt,

---

*) Schwarzes, alle Strahlen absorbirendes, mithin undurch-sichtiges Glas erhält man durch eine Mischung des kieselsauren Kali mit Kobaltoxydul, Kupferoxyd und Mangansuperoxyd (oder statt des letzteren auch wohl Eisenoxyduloxyd). Die grauen Gläser dürften auf einer ähnlichen Composition beruhen, welche einen verhältnissmässig geringeren Zusatz der färbenden Sub-stanzen enthält.

theilweise zu absorbiren, und somit je nach der dunkleren Abstufung, die man von ihnen auszuführen bemüht gewesen ist, eine blosse Lichtschwächung ohne alle Farbenwandlung zu bewirken. Weisses Licht, das durch diese Gläser geht, tritt also aus ihnen ohne alle Aenderung in seiner Zusammensetzung, d. h. als weisses Licht, und zwar von niederer Helligkeit oder schwächerer Leuchtkraft hervor.

Macht man den Versuch, bei recht klarer Tagesbeleuchtung zur Mittagszeit durch diese Rauchgläser zu blicken, so geben sie dem Auge den Eindruck einer milderen Beleuchtung, die man je nach der Wahl der dunkleren Nüancen beliebig bis zu dem schwachen Licht der vorgerückten Abenddämmerung herabstimmen kann, und so ist es unverkennbar, dass die Rauchgläser alle Eigenschaften besitzen, um in grösster Vollkommenheit dem Auge Schutz vor relativ zu hellem Lichte zu gewähren.

Bei aller Anerkennung, die man von physikalischer Seite diesen Rauchgläsern nicht versagen kann, kommt es aber hier darauf an, zu beweisen, welcher geringe Werth in solchem blossen Schutz enthalten ist, wenn man damit die therapeutischen Erfolge vergleicht, die das qualitativ geänderte, das farbige Licht, in der positivsten Weise und in namhaft aufzuführenden Beziehungen der schadhaft gewordenen Sinnesthätigkeit zu leisten vermag. Getrieben von dem Eifer, über diesen äusserst wichtigen Punkt auf empirischem Wege ins Reine zu kommen, habe ich mich lange Zeit hindurch bemüht, die Wirkung der grauen und blauen Gläser bei Kranken der verschiedensten Art, und von dem mannig-

fachsten ophthalmoscopischen Ergebniss, in Vergleich zu
bringen, und so die feste Ueberzeugung gewonnen, dass
unter Hundert Fällen etwa E i n e r für den Schutz der
Rauchgläser geeignet ist, während alle übrigen für die
Wohlthaten der gefärbten Gläser, welche einen Ueberschuss von blauen Strahlen gewähren, empfänglich sind.

Wie sehr man sich auch in früheren Zeiten mit
einem Schein von Recht u n b e d i n g t gegen die Möglichkeit einer Therapie durch Farbenwandlung stemmte,
so dass gefärbte Gläser von hervorragenden Autoritäten
ohne Weiteres „als Instrumente einer missverstandenen
und verderblichen Kunst" erklärt wurden, wie wenig der
Widerwille dagegen auch noch heutiges Tages durch
Darlegung bündiger Thatsachen ausgelöscht ist, insofern
man hier und da durch eine zu excessive Anwendung
und eine allzutiefe Färbung der Gläser der guten Sache
geschadet und einen nicht ungegründeten Tadel[*]) „wegen
Ueberschwänglichkeit in diesem Gebiete" hervorgerufen
hat; so wird doch nach einer reiferen Würdigung dieses
Gegenstandes die allgemeine Anerkennung der farbigen
Gläser nicht ausbleiben, und werden daher die g r a u e n,
blos lichtmildernden Gläser den b l a u e n gegenüber nur
ein untergeordnetes Gebiet behaupten.

Was man als einen Haupt-Beweis g e g e n die Zu-
lässigkeit gefärbter Gläser betrachten zu müssen glaubte,
ist die allerdings wichtige physiologische Thatsache, dass
die gesunde Netzhaut nur dann sich in normaler Anregung befindet, und ihre natürliche Befriedigung erlangt,

---

*) Siehe Dr. A. S c h ö n Beiträge zur practischen Augenheil-
kunde, Hamburg 1861, Seite IX der Vorrede.

wenn sie von allen farbigen Strahlen und zwar möglichst
in dem Verhältniss, wie sie in dem weissen Licht beisammen sind, einen Genuss hat, dass sie hingegen bei
der Beleuchtung durch ein einseitig farbiges Licht leicht
in Ermüdung versinkt, und alsdann die Empfänglichkeit allein für die jedesmal fehlend gewesenen Farben
in sich aufrecht erhält. Dafür spricht deutlich genug
nicht nur das nachträgliche Auftreten (sowohl das objective Sehen wie das subjective Hervorrufen) der comple-
mentären oder Contrast-Farben, sondern auch ein Gefühl des Missbehagens und der Anstrengung im Gesichts-Sinn.

Aber abgesehen von dem Umstande, dass schon im
gesunden Auge diese Ueberreizung und Ermüdung
nicht für jede Farbe in gleichem Maasse gilt, handelt
es sich ja bei der Anwendung farbiger Gläser um die
Berücksichtigung eines kranken Zustandes, in welchem das Nervenleben der Netzhaut seinen physiologischen Standpunkt verloren hat, oder wohl gar durch
wirkliche organische Veränderungen, wie sie uns der
Augenspiegel zeigt, ein anderes geworden ist. Und hierbei erweist es sich thatsächlich, dass unter Hundert Fällen
Neun und Neunzig Mal nicht sowohl ein absoluter Ab-
scheu vor dem Licht und aller Beschäftigung in demselben, als vielmehr eine einseitig erhöhte Empfindlichkeit gegen die am hellsten leuchtenden und
am meisten verletzenden gelben und rothen
Strahlen stattfindet, während eine Sympathie für diejenigen Strahlen fortbesteht, welche durch den wunder-
baren Verein der grössten Schonung und der grössten
Wahrnehmbarkeit ausgezeichnet sind.

In diesem Zusammenhange wird das Urtheil so begreiflich als möglich sein, welches wir bei der Vergleichung der Wirkung der grauen und der blauen Augengläser fast von allen Kranken vernehmen, dass nämlich erstere Gläser ihnen nur Milderung der Helligkeit bei einem damit in Verhältniss stehenden Verlust der Deutlichkeit gewähren, letztere aber ihnen bei der nöthigen Lichtmilderung vor Allem die so sehr gesuchte Deutlichkeit wiedergeben, und die vielerlei einzelnen Wünsche befriedigen, welche ich in dem neunten Abschnitt dieser Schrift gesondert und ausführlich darzustellen mich bemüht habe.

Nach meiner Erfahrung sind die grauen Gläser eine Wohlthat für diejenigen sehr vereinzelt vorkommenden und in grosser Hülfsbedürftigkeit dastehenden Kranken, deren Netzhautleben sich in einem ähnlichen Zustand von Hyperaesthesie befindet, wie ein solcher auch in ihrem ganzen übrigen Nervensystem obwaltet. Bei diesen Kranken handelt es sich nicht um eine grössere Wahrnehmbarkeit der Objecte, sondern, wie in allen übrigen Nervengebieten, um Verringerung des Reizes. Hysterischen und vielen in der Sphäre des Gehirns aufgeregten Kranken wird das rauchfarbige Glas ein unersetzliches Medium sein, um mit der Aussenwelt in Verbindung zu bleiben.

Casuistik.

Fall 1. bis 3. Heilung durch graue Gläser.

Fall 1.

Louise Hägel, 16 Jahre alt, von gracilem Habitus, behielt aus ihrem sechsten Jahre angeblich in Folge der

Masern eine erhebliche Trübung der Hornhaut des rechten
Auges. Obwohl ihr auf diesem Auge nur eine äusserst
schwache Unterscheidungskraft geblieben war, so erreichte
sie doch ohne irgend einen Verlust oder Schmerzempfindung
beim Sehen ihr fünfzehntes Jahr. Das linke Auge hatte die
volle Function übernommen. Um diese Zeit aber entstanden
bei jeder Beschäftigung in der Nähe intensiv stechende
Schmerzen zuerst im kranken rechten, und dann auch im
linken Auge. Nach Verlauf von höchstens vier bis fünf
Minuten war sie am Weiterarbeiten verhindert.

Die ersten Versuche zur Beseitigung dieser Sehstörungen
wurden mit verschieden abgeschatteten blauen Gläsern gemacht. Eine Brille,

Convex No. 80, in azurblauer Nüance II links,

Convex No. 80, in azurblauer Nüance VI rechts,
diente ihr für die Nähe, eine Planbrille in denselben Nüancen
für die Ferne. Der ungebundenste Gebrauch der Augen
kehrte wieder, und keine Spur von Schmerzen machte sich
mehr geltend.

Sechs Monate später, um Weihnachten 1861, traten unerachtet der genannten Hülfe die früheren Beschwerden in
ihrer ganzen Stärke wieder auf. Vergeblich versuchte ich,
um die Einwirkung der rothen und gelben Strahlen noch
mehr zu beseitigen. Gläser in noch dunkler blauen Nüancen. Jeder Versuch blieb ohne Erfolg. Durch die Angabe
der Kranken, dass nur mit der vorschreitenden Dämmerung
die Schmerzen sie verliessen, wurde ich darauf geführt, dass
hier ausnahmsweise nicht allein die rothen und gelben
Strahlen das feindselige Moment bildeten, sondern dass die
ganze Farbenscala zu belassen und nur der Intensität nach
herabzustimmen sei. Zu diesem Zweck gab ich Gläser + 80
für die Nähe und plangeschliffene für die Ferne in den entsprechenden grauen Abschattungen, und der Erfolg entsprach
so vollständig dieser Erwartung, dass sofort die schärfste und
ausdauerndste Unterscheidungskraft gewonnen wurde, und die
Kranke jetzt nach vier Monaten mehr und mehr die Fähig-

keit gewinnt, zu Zeiten auch mit freien Augen schmerzlos
zu arbeiten.

Ophthalmoscopischer Befund. Linkes Auge.
Form der Papilla optica kreisrund und scharf contourirt.
Die central ein- und ausmündenden Netzhautgefässe ohne
Lumenserweiterung, aber zahlreicher als gewöhnlich und
schon im Bereiche des Sehnerveneintrittes feine Ramifica-
tionen bildend. Der übrige Augengrund wich von der Norm
in Nichts ab, war hellbraun und ohne sichtbare vasa vor-
ticosa.

Rechtes Auge. Gerade im Centraltheil der Cornea
fand eine so ergiebige Trübung statt, dass die Unterscheidung
des Augengrundes durch das Ophthalmoscop sehr erschwert
war. Nachdem aber die Pupille durch Atropin erweitert
worden, zeigte sich beim Durchblick durch den ungetrübten
Randtheil der Cornea die Papilla optica von nicht ganz run-
der Form, kleiner als die linke und dieselbe entbehrte nach
Innen, wo überdies ein hellerer Bogen sie umgab, der genauen
Contourirung.

Je weniger ich vermag, die Umstände näher zu bezeichnen, welche gerade in diesem Fall die Hülfe durch blaue
Strahlen so ganz entschieden zurückwiesen, und ausnahmsweise ein gleichmässiges Herabsetzen der ganzen Farbenscala zur Bedingung machten, um die volle Thätigkeit und
Ausdauer des Sehorgans zu ermöglichen, um so mehr fand
ich mich zur Mittheilung dieses Falles veranlasst.

Fall 2.

Bei einem andern solchen Ausnahmsfall, dem Maschinen-
bauer Friedrich Rast, der im November 1861 durch rheu-
matische Affection plötzlich in Strabismus divergens verfiel
und von argem Doppelsehen belästigt wurde, gelang es weder
durch ungefärbte noch durch blaue Prismen ein normales
Sehen zu erzielen. Als derselbe dagegen versuchsweise ein
Prisma No. 10. in grauer Nuance V vor seinem schielenden
Auge erhielt, legten sich ohne Verzug die Doppelbilder willig

auf einander, und der Kranke arbeitet damit bis auf den
heutigen Tag die feinsten Gegenstände mit grösster Genauigkeit.

Fall 3.

In der eigenthümlichsten Weise gestaltete sich die Farben-
therapie bei einem jungen Landwirth, R. Grosse, von dessen
längerem Leiden ich nur hervorheben will, dass er einen rosa-
farbenen, bisweilen dem Blutroth sich nähernden Schein vor
Augen sah, wie ich ihn wohl ähnlich bei Kranken mit Em-
bolie der Retinal-Gefässe beobachtet habe. Der ferne Him-
mel wie das Schriftblatt, in dem er las, Alles war davon
überzogen. Seine Sehweite hatte sich für gewöhnliche Druckschrift bis auf 7 Zoll verkürzt, seine Ausdauer war bis
auf wenige Minuten zusammengeschmolzen. Ohne dass das
Ophthalmoscop etwas Besonderes erkennen liess, trug das
schwächere und dabei doch gegen das Licht viel
reizbarere rechte Auge die hauptsächliche Schuld.

Der Kranke erhielt im Sommer 1857 eine Planbrille
links in azurblauer Nüance III, rechts in azurblauer Nüance V.
Der rothe Schein verschwand, das Lesen ging in der dreifachen Sehferne, und auf die Dauer von Stunden von Statten;
nur zeigte sich alsbald, dass die gewählte Farbentherapie
für die küntliche Beleuchtung nicht passte. Die Brille ver-
letzte bei der Lampe und erregte Stechen und Thränen der
Augen. Ich fand mich desshalb zu einem Versuch mit den
Rauchgläsern aufgefordert, stellte entsprechend graue Plangläser — in Nüance III links, und in Nüance V rechts — zusammen, und siehe da! die Brille leistete vollkommen dasselbe, was die blaue im Sonnenlicht vermochte. Grosse
durfte wie seine Tages- und Abendbrille verwechseln, erholte sich von seinen Sehschwächen, beseitigte kleinere Rück-
fälle durch seinen doppelten Lichtschutz, und befindet sich
zur Zeit (1862) in unbehinderter Thätigkeit.

Über die binocularen Combinations-Störungen

als besonderes Krankheitsgebiet

und über

die darauf bezügliche Heilmethode, das blaue Licht für das rechte und linke Auge — insoweit beide verschieden sind — auch verschieden abzustimmen.

Auf ein noch leeres Blatt der Therapie gilt es hier die ersten Worte zu schreiben. Bis auf die ophthalmologischen Werke der neusten Zeit, welche den lebhaften Fortschritt ihrer Wissenschaft fast in jedem Abschnitt zu erkennen geben, ist man über die Störungen des binocularen Sehens, so wie über deren Heilung noch stillschweigend hinweggegangen, und nur beiläufig findet man des Namens Erwähnung gethan. In empfindlichem Grade steht also die Frage noch offen:

„auf welche Weise ist in die Thätigkeit
„zweier der Sehkraft nach verschieden
„gewordener Augen wieder Ueberein-

„stimmung zu bringen, und durch wel-
„ches Mittel ist der störende Einfluss
„des schwächeren Auges auf die Function
„des besseren so umzuwandeln, dass statt
„der Behinderung und Negation von Sei-
„ten des ersteren wieder eine positive
„Unterstützung gewährt werde, und dass
„als Endresultat wieder ein erspriess-
„liches Zusammenwirken beider Augen
„erfolge?"

Wenn in einer so wichtigen, nicht etwa auf vereinzelte Fälle, sondern auf eine ungemein reich vertretene
Klasse der Gesichtsleidenden sich beziehenden Frage die
Kunst noch schwieg, jedes Mittels entbehrte und der
Methodik fremd blieb: so müssen wir diesen Mangel
zum grossen Theil aus der Eigenthümlichkeit des Gegenstandes erklären. Die Untersuchung beschäftigt sich den
binocularen Combinations-Störungen gegenüber, nicht mit
einem unseren Sinnen und Einblicken unmittelbar zugäng-
lichen Gebiet, worin die Pathologie, von neuen Werk-
zeugen unterstützt, heut zu Tage manches Unerwartete zur
Lösung brachte; sie geräth vielmehr auf einen sehr er-
schwerenden Durchgangspunkt, sie ist grossentheils auf
das Urtheil des Kranken angewiesen, welches meistens lieber falsche und nebensächliche Betrachtungen,
als die Wahrheit bringt. Die Untersuchung betrifft ein
Gebiet, wo selbst bei der vollkommen normalen Sehkraft beider Augen die Physiker und Physiologen noch
heutiges Tages beschäftigt sind, erst den festen Boden
zu gewinnen.

So musste ich zuvörderst das Urtheil der Kranken

mir zu einem Vorstudium machen, und dieses in allen seinen Fehlschlüssen und Täuschungen kennen lernen, um dann erst auf das Heilmittel und auf die Art und Weise bedacht zu sein, wie ich dasselbe für die einzelnen Fälle nach einem System verwenden könne. Aber nach der Lösung gewisser hier entscheidender und zuletzt ganz einfacher Gesetze ergab sich das kaum zu erwartende Resultat, dass eine grosse Klasse von Kranken trotz der Unheilbarkeit ihres Grundfehlers zugänglich und behandelbar wurde, und dass die Möglichkeit sich mir erschloss, bisher unwiderrufliche Sehstörungen so zu berücksichtigen und wieder ins physiologische Gleichgewicht zu versetzen, dass dieselben fortan ihre schädliche Bedeutung und Hoffnungslosigkeit verloren.

Darf ich mich zur näheren Bezeichnung dieses neu eingeschlagenen Weges der Therapie eines Vergleiches bedienen, so kann ich den so ungemein häufig functionell verschieden gewordenen Augenpaaren gegenüber nicht besser als an eine Wage erinnern, von deren Empfindlichkeit man die genauesten Angaben erwartet, deren Schalen aber eine ungleiche Schwere erlangten, und deren Arme aus der Schwebe geriethen. Bei den Augen wie bei der Wage ist der Gebrauch unter solchen Verhältnissen, wenn auch nicht aufgehoben, doch unbequem, unzuverlässig, und nur annäherungsweise maassgebend. Wie es uns aber frei steht, die Leistungsfähigkeit der Wage bis auf die zartesten Angaben wieder zu ordnen, sobald wir nur Ein- für Allemal die leichtere Schale um ein genau gewähltes Gewicht-Theilchen beschweren und wirksamer machen: so bedarf es auch für uns nur der kunstgerechten Zutheilung eines bestimmten blauen

Schattengrades für das schwächere Auge, um dasselbe
sofort wieder lebhafter zu betheiligen, und dessen Wirkung so zu vermehren, dass der Gesichts-Sinn in der
Totalität geordnet jetzt auch in seinen einzelnen Eigenschaften sich wieder stark bewähre und dass unter der
Fülle von hier sich vereinigenden Hülfsbedürftigen Diesem
die Sehschärfe, Jenem die Fernsicht, einem Andern
die Nähe, Vielen der richtige Blick, den Meisten
aber die so schwer vermisste Ausdauer im Sehen wieder-
kehre, ohne welche sie sich nur halb befähigt für die Arbeit und nur geduldet in ihrem Berufe fühlen mussten.

Der einer solchen Behandlung Unterworfene bleibt
freilich im Wesentlichen, d. h. in seinen organisch gewordenen Mängeln derselbe; der weisse Rand um seine
Papilla optica verschwindet nimmer, die Chorioideal-
Gefässe des schwächeren Auges treten uns nach wie vor
hell und ausgespart entgegen, und das geschwundene
Pigment kehrt nicht zurück! Aber des Kranken sehn-
lichster Wunsch ist erfüllt, das Licht für sein je einzel-
nes Auge anders gefärbt, jederseits in anders abgestimm-
ten Schattengraden zusammengeführt, ist wie das Aus-
gleichungs-Gewicht der Wagschale das Berichtigungs-
mittel für den Gesichts-Sinn, und ausgeglichen wird,
was für den Einzelnen höchst lästig, und doch in seinen
Grundbedingungen nicht aufzuheben war. Denn es
knüpft sich an jedwede Ungleichheit der Augen nicht
etwa nur ein gewisses Entbehrniss von der schwächeren
Seite her — das wäre der allergeringste Schaden —
sondern fast immer tritt der schlimmere Fall ein, dass
der Fehler des einen Auges unmaassgeblich auch das
andere gesunde Auge in seiner Function hindert und irre

macht, dass also eine gewisse Mitleidenschaft des
gesunden Auges zu Stande kommt, durch welche die
einzelnen Individuen in die allerpositivsten Nachtheile
gerathen, über welche man bisher hinwegsah, während
man auf deren Berücksichtigung nicht genug Fleiss verwenden kann.

Unter Mitleidenschaft verstehe ich hier noch
nicht ein wirkliches und organisches Miterkranken, zu
dem es ja bekanntlich in einzelnen Fällen kommt, und
wovon manche Beispiele erzählt werden. Es handelt
sich hier um die viel alltäglichere, und deshalb auf unser Interesse noch in viel höherem Masse Anspruch
machende Anfeindung, die das zur Zeit noch vollkommen gesunde Auge unvermeidlich erdulden muss,
und durch welche mehr des Schadens erwächst als an-
zunehmen man sich bisher veranlasst sah. Dieser Anfeindung — wie ich sie nennen möchte — und allen
ihren die Schwächung einer guten Sehkraft herbeiführen-
den Folgen soll der Weg vertreten werden. Den Boden
für die Hülfe bietet noch einzig und allein das eine,
z. B. das schwächere linke Auge, während der Gesichtsleidende in Unkenntniss über seinen Zustand in der Regel seine beiden Augen als schwach und krank erachtet, oder wohl gar seine Klagen oft genug nur auf
sein ganz gesundes rechtes Auge richtet, irre geleitet
durch den Umstand, dass dieses als das thätigere Organ
die beständige Nebenaufgabe hat, die Hindernisse mit
zu verarbeiten und zu besiegen, die ihm von der anderen
Seite her an Stelle einer erleichternden Unterstützung
erwachsen, und in ihm eine Reizung hervorrufen, die
sich oft bis zum Schmerzgefühle steigern kann.

Eines eigenthümlichen Umstandes muss ich hier Erwähnung thun. Nichts scheint näher zu liegen, als dass ein Kranker, dessen rechtes Auge von der Mitwirkung des linken zu dulden hat, es unbedingt vorziehen werde, das letztere zu schliessen, um sich lieber seines rechten Auges allein zu bedienen. Aber in Wahrheit müssen wir erfahren, dass ein solches versuchsweise angestelltes einseitiges Sehen nur selten eine Befriedigung gewährt, und den Krankheitszustand gar nicht trifft, um dessen Beseitigung es sich hier handelt. Ohne geordnete Mitbetheiligung des schwächeren Auges, zu deren Ermöglichung wir die Mittel und Wege eben angeben wollen, bleibt die Deutlichkeit der Objecte unbefriedigend, und, wo diese auch ausreichend wäre, fehlt jedenfalls die Stätigkeit im Sehen. Ein unbehagliches Gefühl von Anstrengung und Ermüdung entsteht in dem allein verwendeten Auge, und schmerzhafte Empfindungen, die sich auch dem zugeschlossenen Auge mittheilen, zwingen alsbald zur Unterbrechung der Arbeit.

So blieb in der That nichts Anderes übrig, als auf eine Einrichtung zu sinnen, unter deren Vermittelung beide, wenn auch ungleich gewöhnten Augen, dennoch mit Vortheil und schmerzlos wieder zusammen wirken könnten. Dazu erwies sich mir das blaue Licht als das beste Agens, sobald ich dasselbe jedem einzelnen Auge in richtiger Intensität, und zwar dem schwächeren Auge in einer verhältnissmässig dunkleren Abschattung gewährte.

Auf zwei wichtige Lehrsätze ist auch die neuere Experimental-Physik gekommen, welche theoretisch Dasselbe aussprechen und einzeln von den gesunden Augen

beweisen, was sich mir bereits für die erkrankten Sehorgane in der Combination als eine ungemein brauchbare und wirksame Hülfe erwiesen hatte. Es sind dies:

1) Der Lehrsatz Dove's, „dass das blaue Licht
„unter anderen Vorzügen, die es besitzt, wahr-
„nehmbarer sei, als jedes andere."

2) Der Lehrsatz Fechner's*), „dass wenn zum
„Licht in einem Auge Licht im anderen Auge
„hinzutritt, je nach den Intensitäts-Verhältnissen
„der Lichter, die Helligkeit, die das eine Licht
„erzeugt, durch den Zutritt des anderen, ebenso
„gut abnehmen als wachsen kann."

Wachsen der Helligkeit aber mit gestei-
gerter Wahrnehmbarkeit der Objecte durch gewisse Intensitäts-Verhältnisse des blauen Lichtes ist gerade das Bedürfniss für zahllose Kranke, deren
Auffassungsvermögen sonst unwiderruflich dahin ist; und
was die Physik hier von ihrem Standpunkte aus beweist,
hatte sich mir bereits Seitens der Therapie auf das
festeste bewährt. Blaues Licht musste dem schwächeren
Auge, und zwar in einem ganz bestimmten und verhältnissmässig dunkleren Grade, zuertheilt werden, damit
dem durch besondere Umstände schwankend gewordenen
Sehsinn wieder in entsprechender Weise aufgeholfen
werde.

Zur Begründung einer solchen auf Ausgleichung
vorhandener Missverhältnisse beruhenden Licht-Therapie musste ich, dem so verschieden vorkommenden

---

*) G. Th. Fechner, über einige Verhältnisse des binocularen
Sehens. Seite 416. Leipzig 1860.

Abstande in der Sehkraft des rechten und linken Auges
gegenüber, ursprünglich mannigfache Versuche anstellen,
ehe es mir durch die Erfahrung und durch begünstigen-
des Zutreffen gelang, die am besten zu einander stimmenden Farbentöne zu finden, und zu ermitteln, bis wie
weit es überhaupt möglich sei, verschieden starke Augen
wieder ganz gl e i c h und wenn auch dies nicht, so doch
wenigstens wieder einig und b r a u c h b a r m i t e i n a n d e r
zu machen. Als Beweis aber, dass dieses Ziel für den
einzelnen Fall gelungen sei, konnte ich beiläufig mit Zuversicht den Umstand betrachten, dass dann der Kranke
bei abwechselndem Schliessen und Oeffnen der einzelnen
Augen durch sein schwächeres, zur Zeit mit einem dunkleren Glase versehenes Auge eine vorgelegte Papierfläche
ziemlich e b e n s o g e f ä r b t, und in den günstigen Fällen
auch kleine Gegenstände (Buchstaben) e b e n s o d e u t-
l i c h erkannte, als durch sein besseres, mit einem helleren
Glase versehenes Auge.

Wie vorauszusetzen war, fand sich natürlich darin
eine Grenze. U n t e r ein gewisses Maass gesunkene, durch
vorliegende Trübungen, Formveränderungen der Papilla
optica, stark vortretende Chorioïdeal-Gefässe, theilweise
Ablösungen, krankhafte Pigmentirung oder wie sonst
beeinträchtigte Netzhäute konnten freilich nicht mehr
durch die entsprechend tiefen Abschattungen des blauen
Lichtes bis zur Norm zurückgeführt, und zu g a n z g l e i-
c h e r Auffassung mit dem gesunden Auge gebracht werden. Aber auch diese der Zahl nach häufigen Fälle
waren für meine Methode nicht verloren, sondern noch
dadurch einer wesentlichen Verbesserung fähig, dass das
bisher nur positiv störende Auge von jetzt an zur nütz-

lichen Beihülfe für das andere, gesunde, oder gesundere
Auge mit herangezogen werden konnte.

Gleichfalls zeigte es sich, dass, zumal bei der nothwendigen Wahl eines schon recht dunklen Licht-Tons
für ein bedeutend schwächeres Auge, das gesunde Auge
in der Regel nicht im absolut weissen Licht verbleiben
wollte, sondern einen, wenn auch noch so geringen,
blauen Gegen-Ton verlangte, damit nur verschieden
blaues, nicht wirklich zweifarbiges (blaues und weisses)
Licht sich central begegne.

Diese und ähnliche Thatsachen stellten sich mit
der Zeit fest. Dann aber traten Erfolge hervor, die
meine grössten Erwartungen übertrafen, und die Reife
dieser Therapie bekundeten. Jeder neue Versuch mit
zweierlei, dem individuellen Fall richtig angepassten blauen
Farbenabschattungen gab mir den klaren Beweis, wie
hier eine in das eigenthümliche pathologische Verhältniss
der beiden Augen zu einander in dem Grade eingehende
und sachgemässe Wirkung erfolge, dass an der Ausbeute
dieser therapeutischen Maassregel die allerverschiedenar-
tigsten Augenkranken Theil nehmen konnten, weil darin
mehr eingeschlossen liegen müsse, als die blosse Unterstützung jedes einzelnen Auges. Eine centrale Wirkung machte sich geltend, und unverkennbar war es,
dass die beiden Farbentöne vor Allem durch ihre leichter
gewordene Verschmelzung im Gehirn wohlthätig wirkten,
dass sie dort das Gleichgewicht der beiden — gleichviel aus welchen Gründen — sich anfeindenden Augen
herstellten, die mannigfachsten Sehstörungen, von denen
in den einzelnen Abschnitten dieser Schrift später die
Rede sein wird, im Keime trafen, und selbst solchen

Reizungen ein Ende machten, welche von der betreffenden Hirnstelle aus excentrisch an fernen Körperstellen wiederklangen.

Merkwürdig und überraschend war — wenn ich mich so ausdrücken darf — die sofort erwachende unwiderstehliche Lust des schwächeren Auges, unter dem Schutz, oder besser unter der Anregung eines an blauen Strahlen reicheren, d. h. wahrnehmbarer und schonender gemachten Lichtes dem anderen zeither fast oder ganz allein thätigen, ja von ihm angefeindeten Auge mit Einem Male wieder helfend beizustehen. Geweckt wurde sichtbar jene längst verlorene oder geradezu in das Gegentheil verwandelte Sympathie beider Augen, und wieder lebendig und leitungsfähig wurden die stumpf gewordenen tausendfachen Telegraphen-Linien, die, durch das centrale Nervenorgan geführt, die beiden Netzhäute in innige Verbindung setzen sollen. Die schwächere Netzhaut, unter ein milderes, mit feineren Wellen schwingendes Licht gebracht, ergänzte wieder die andere bisher unter gleichem Licht von ihr beunruhigte meistens durch ein Gefühl von Flimmern von ihr belästigte Netzhaut. Der in den verschiedensten Ausübungen seines Gesichts-Sinnes, im Fern- oder im Nahesehen, im deutlichen oder dauernden Sehen urplötzlich durch blosses schattigeres Licht von der einen Seite her um das Doppelte gehobene, oder von Schmerzgefühl befreite Kranke wurde wieder von dem frohen Bewusstsein durchdrungen, nicht mehr, wie er bisher sich fühlte, „einäugig" zu sein, oder gar mit noch grösseren Hemmnissen kämpfen zu müssen, als seine wirklichen und Jedem offenkundigen einäugigen Leidensgefährten.

Was man bisher so oft, aber fast immer vergebens für vereinzelte Fälle durch rechts und links verschiedene Schleifung der Augengläser zu gewinnen bemüht gewesen, war nunmehr im Grossen und Ganzen für die ungleich thätigen, und für die unverträglich mit einander hadernden Augen erreicht. Was die Lichtbrechung — zumal bei schon organisch begründeten Netzhautaffectionen — zu leisten ausser Stande war, sah ich durch die ausgleichende Lichtschattirung verwirklicht. Und wie es einmal die Erfahrung lehrt, dass ein kränkelndes, fast blindes Auge das andere absolut gesunde in Mitleidenschaft zieht, untüchtig macht, ja bis auf das organische Substrat verdirbt: so lag nunmehr dasjenige naturgemässe Mittel in meiner Hand, welches sich noch unzähligen Kranken hülfreich erweisen wird, bei denen wir jetzt gleichsam mit umgekehrter Waffe vom schwächeren oder scheinbar blinden, in Wahrheit aber nicht aus dem optischen Connex getretenen Auge (siehe darüber Cap. X.) wohlthätig auf das andere bessere hinüberwirken, letzteres gegen begonnenes Nachsinken zur rechten Zeit schützen, und vor der oft unwiderruflich sich einschleichenden Unbrauchbarkeit, zu der das andere den leise zwingenden Anlass giebt, bewahren können.

Ein wichtiges Versäumniss der Therapie kommt also zur Sprache. Denn es handelt sich nicht um isolirte Fälle, sondern um das Wohl und Weh der ganzen grossen Summe verschiedenartigster Kranken, welche, wenn auch bisher noch so zweckmässig im Einzelnen behandelt, doch in ihrem gemeinsamen Schicksal „der eingeleiteten Abhängigkeit ihres besseren Auges von dem einmal schadhaft gewordenen" unbe-

rücksichtigt blieben und ohne Rath und Hülfe von uns
gehen mussten. Der von einer einseitigen Ophthalmie
Genesene, aber unserer Bemühungen ungeachtet mit
einem schwachen Hornhautwölkchen, einer kleinen
Linsentrübung, einer leichten Exsudation in der Pupille,
einer kaum entdeckbaren Alteration des Glaskörpers,
einem geringen **Anflug** von **einseitiger Amblyopie mit**
oder ohne sichtbare Veränderungen des Augengrundes
aus der Kur Entlassene musste oft erfahren und seine
leisesten Befürchtungen immer schärfer und drohender
sich bestätigen sehen, dass er nachträglich doch noch
auf b e i d e n Augen allmählig je nach Umständen reizbarer, kurzsichtiger, dauerloser, selbst schwachsichtiger
ward, und zwar aus keinem anderen Grunde, als weil
er des vorsorglichen Schutzes gegen die viel schlimmeren
Rückwirkungen entbehrte, welche nach einer versäumten
oder nicht ganz gelungenen Kur als C o m b i n a t i o n s -
S t ö r u n g e n von dem einmal beschädigten Auge auf dem
Wege durch die centrale Verbindung auch für das gesunde Auge langsam nachgezogen kommen.

Durch den planmässigen, dem je einzelnen Auge
entsprechend zugetheilten Verbrauch eines anders schwingenden Lichtes, also durch eine leicht zu Gebote stehende
Maassregel, die fast zu schlicht erscheint, als dass man
davon etwas Wesentliches erwarten könnte, wird dieser
grossen Gesammtzahl der Augenkranken gegenüber ein
Resultat gewonnen, das von der nun bereits über fünf Jahrhunderte ausgeübten, aber zu einseitig nur mit den Gesetzen der Lichtbrechung sich beschäftigenden Augen-
gläserkunde unbeachtet und unbenutzt geblieben ist. Die
vielen Störungen und Verluste der Sehkraft, die lediglich

in dem gegenseitigen Verhältnisse der beiden
Augen zu einander begründet, und als solche direct
nicht zu heben sind, werden durch die qualitative Lichtwandlung fortan palliativ ausgeglichen und oft genug auf
diesem Wege noch radical geheilt.

Der Therapie ist mithin durch das rechts und links
verschieden blaue Licht nicht etwa ein ersetzliches und
wandelbares, sondern ein bleibendes, physiologisch begründetes Mittel zugeführt und eine positive Einwirkung
eigenthümlicher Art einverleibt, die nicht auf den für
die Menge schwer erreichbaren, oft schwankenden Spitzen
der Wissenschaft, oder in den Händen selten begabter
Aerzte ruhen, sondern wegen ihrer Natürlichkeit, Ein-
fachheit und technisch leichten Ausführbarkeit gleich dem
Verbrauch der geschliffenen lichtbrechenden Augengläser
Eingang in's Leben finden wird, und unter der Leitung
eines jeglichen Arztes, der sich dafür interessirt, oder
einsichtvollen Optikers, der sich darin eine Gewandtheit
zu erwerben bemüht war, gedeihen und gemeinnützig
werden kann.

Der Uebung wird es freilich auch hier für den Einzelnen bedürfen, um sich das richtige Urtheil zu erwerben, wie bestimmten Gradenunterschieden in der Sehkraft
des rechten und linken Auges auch therapeutisch bestimmte Abschattungs-Grade anzupassen sind, welche
man in plane oder auch nach Umständen in convex-
oder concav-gewölbte oder in prismatisch geschliffene
Gläser legt. Je längere Zeit man aber in dieser Therapie
einheimisch wird, und je grössere Reife das Urtheil dafür
gewinnt, desto umfangreicher und mannigfaltiger wird
sich die Zahl der Fälle herausstellen, welche wir ferner

nicht mit zeitraubenden und zweifelhaften Kurversuchen
des alten Verfahrens noch belästigen werden, da der unmittelbarste und erschöpfendste Erfolg aus unserer lichtver-
verwaltenden Hand für sie hervorgeht, und es uns
unbenommen bleibt, bei den für die Fortsetzung ihrer
Thätigkeit einstweilen befriedigten und vor Schaden ge-
sicherten Kranken die sonst noch indicirten Mittel in
vollem Maasse anzuwenden. Wie wichtig aber dieses
Sachverhältniss bei chronischen, veralteten und auf organischer Veränderung beruhenden Fällen ist, wo unsere
Hoffnungen auf radicale Heilung überhaupt sehr gemässigt
sein müssen, daran werde ich wohl kaum erinnern dürfen.

Eine Hauptregel will ich als leitende Richtschnur für
die Licht-Therapie nur hervorheben, von der aus die
übrigen Farbencombinationen sich leicht ordnen lassen.
Wie bei der Auswahl von Convexgläsern man annehmen
kann, dass derjenige Presbyopische, der seines vorgerückten Zustandes wegen gewöhnliche Druckschrift nur
mit grosser Mühe oder gar nicht mehr liest, ungefähr
schon ein Convexglas No. 20. erhalten muss: so ist bei
der Farben-Therapie dem schwächeren von beiden
Augen, welches aus irgend welchem Grunde bis zur Unmöglichkeit des Lesens angelangt ist, schon ein Farben-
ton von meiner Nüance V oder VI zuzutheilen, während
das bessere, noch zum Lesen fähige je nach Umständen
als Gegenton die blaue Nüance I, II, III oder IV erhalten
muss. Der Ungeübtere wird bei seinen Wahlen, ähnlich
wie bei der Bestimmung der geschliffenen Gläser, sich
noch viel nach dem Urtheil des Kranken zu richten haben,
und erst probeweise die Farbenabstimmungen zu finden
im Stande sein, unter denen die Augen am besten har-

moniren und die grössten Leistungen bringen. Der Ge-
übtere hingegen wird sich von dem Urtheil des Kranken
immer freier machen, und nach einem je einzeln mit dem
rechten und linken Auge angestellten Leseversuch, sofort
die Farbencombination festzustellen vermögen, unter der
die Unterscheidungskraft am meisten gehoben wird. Hier
bleibt, wie ja überall in der Therapie, Vieles dem Talent
des Einzelnen überlassen, und mit demselben Arzneischatz
ausgerüstet, wird doch nicht Jeder bei seinen Kranken
Dasselbe erreichen, zumal wenn es in complicirteren Fällen darauf ankommt, die richtigen Farbencombinationen
mit der zweckmässigen Schleifung der Gläser zu vereinigen, und den verschiedenen Beschäftigungen gegenüber Mancherlei mit in Anschlag zu bringen. Wer
möchte aber darin einen Grund zum Vorwurf erblicken,
dass sich erst dem geübtesten und geschärftesten Urtheil
die schönsten Resultate erschliessen?

Endlich fehlt es nicht an bestimmten Erken-
nungsmitteln für die glücklichste Wahl der Farben-
Zusammenstellung, wo es in einzelnen Fällen auf die
Beseitigung dieses oder jenes Schmangels ankommt.
Die Anlegung eines einfachen Maassstabes z. B. giebt
unzweifelhaft an, unter welcher Farbencombination ein
schwach- und kurzsichtig gewordener Kranke mit beiden
Augen zusammen wieder am weitesten sieht. Und
hier handelt es sich in Wahrheit nicht nur um Zolle,
sondern oft um einen oder mehrere Fusse, die man durch
die blosse Farbenabstimmung von Plangläsern für kleine
Objecte gewinnt! Schriftproben zeigen an, bis in wie
feinere Züge hinein das sonst keinem Mittel zugängliche
Auge durch blosse Farbenverschmelzung im Bereich der

optischen Wurzeln, sich seiner Amblyopie entschlägt.
Die Uhr zählt die Dauer! Soviel Stunden unausgesetzter
Thätigkeit wird mancher Kranke unter dem richtig gewählten Gläserpaar verrinnen sehen, als er ohne dasselbe
oft nur Minuten lang thätig zu sein vermochte. Ja zum
Wettstreit kann es in ein und demselben Kranken kommen, ob die Ferne, die Deutlichkeit oder die Dauer
unter dem Doppellicht ihr höchstes Maass erreiche.

Und in noch anderer Weise wird die Wirkung des
einseitig verstärkten blauen Lichtstrahls bei denjenigen
Kranken anschaulich, deren binoculare Combinations-
Störung sich nicht sowohl durch diese oder jene Gesichtsschwäche, als in dem Umstande ausprägt, dass die ungleich gewordenen Augen sich offenkundig durch Schielen von einander trennen. Als nach Stromeyer's*)
Rath und nach Dieffenbach's**) Vorgang der Weg
gewonnen war, die Schielenden durch Operation zu heilen,
gab dies wieder zunächst Veranlassung, dass man sich
ernstlicher mit den Sehfehlern dieser Kranken beschäftigte. Ich wies damals den Schwächezustand des Acco-
modations-Apparates für die Nähe nach, der meistens
im abgewichenen, oft auch secundär im richtig blicken-
den Auge der Schielenden einheimisch ist, und lehrte,
diesen bis dahin seiner Natur nach noch dunkel und
unzugänglich gebliebenen Krankheitszustand von Kopiopia
(hebetudo visus) in Rücksicht auf die Netzhäute durch

---

*) Dr. L. Stromeyer, Beiträge zur operativen Orthopädik,
Seite 22. Hannover 1838.
**) J. F. Dieffenbach, Ueber das Schielen und die Heilung
desselben durch die Operation. Berlin 1842.

blaue Convexgläser zu behandeln.*) Donders führte alsdann zum Zweck der optischen Heilung der Schielenden die prismatisch geschliffenen Gläser ein. Allein die Zahl der Kranken, deren abgewichenes Auge dem ungefärbten Prisma folgt, ist verhältnissmässig nur gering, und der physiologisch so ungemein scharfsinnig entworfene Kurplan scheitert zu oft daran, dass das schielende Auge entweder überhaupt zu schwachsichtig ist (kein Doppelbild erregt), um auf die Lockungen des Prisma einzugehen, oder dass dasselbe unerachtet einer mässigen Sehkraft und eines vorhandenen Doppelbildes, dennoch zu geringe Sympathie besitzt, um mit dem anderen Auge sich zur binocularen Combination im richtigen Blick zu vereinigen.

In solchen Fällen ist ein gewisser Ueberschuss von blauen Strahlen, den wir dem schielenden Auge gleichzeitig mit dem Prisma zutheilen, das therapeutische Mittel, um sofort die fehlende Sympathie zu wecken, und die binoculare Combination mit allen Vortheilen für die Sehkraft wieder flüssig zu machen. Manches schielende Auge, dem das farblose Prisma ein vollkommen gleichgültiges optisches Instrument ist, kehrt unter dem blauen Prisma ohne Verzug in den richtigen Blick zurück und theilt mit dem anderen Auge gemeinsam die Arbeit. In unserer experimentirenden Hand liegt es, das schielende Auge nach Willkür entweder in den richtigen Blick eintreten oder in die falsche Stellung

---

*) Dr. L. Böhm, Das Schielen und der Sehnenschnitt in seinen Wirkungen auf Stellung und Sehkraft der Augen. Seite 109 bis 157. Berlin 1845.

austreten zu lassen, je nachdem wir vor das Prisma
noch ein blaues Planglas vorlegen, oder davon entfernen.
Bei der Aufgabe, die ich mir stellte, das blaue Licht
als ein neues Mittel zur Erreichung so verschiedenartiger
Zwecke einzuführen, wird die hier in ihren Principien
entwickelte Methode „der einseitig verchiedenen
Zutheilung des blauen Lichtes" alle weiteren Abschnitte dieser Schrift als ein integrirender Theil begleiten
und darin ihre fernere Erledigung finden. Um aber denjenigen meiner Fachgenossen, die sich dieser Methode in
Fällen bedienen wollen, wo die bisherigen Verfahrungsweisen eine therapeutische Lücke zu lassen scheinen,
und wo namentlich der ophthalmoscopische Befund des
einen Auges jede radical verbessernde Einwirkung mit
aller Entschiedenheit zurückweist, nochmals den physiologischen Faden an die Hand zu geben, soll nach kurzer
Schilderung einiger hierher gehörigen die Combinations-
Störung deutlich bekundenden Fälle, in den zwei zunächst folgenden Abschnitten in Erinnerung und in Vergleich gebracht werden, wie das rechts nud links verschieden geschattete Licht normal auf zwei gesunde
Augen wirkt, ganz anders aber und in einer für
uns therapeutisch nutzbaren Weise auf zwei
krankhaft verschieden gewordene Augen seinen Einfluss übt.

Casuistik.

Fall 4. bis 12. Zur Behandlung der Combinations-Störungen.

Fall 4.

Nebeneinander gestellte Plangläser in Nüance III
und VI wirken in der Weise ein, dass mit der
Wiederherstellung des binocularen Sehens die
Augen aus vollständiger Unbrauchbarkeit für die
Nähe wieder zu dauernder Thätigkeit
zurückkehren.

Auguste Mechert, 24 Jahre alt, hatte nach einer
vierjährigen Beschäftigung mit Stickereien auf dunkelfarbigem
Sammet eine erhebliche Abnahme ihrer Sehkraft wahrge-
nommen. Sie ging deshalb zu Handarbeiten auf weissen
Stoffen über. Nach einigen Monaten war auch hierfür alle
Fähigkeit geschwunden.

Die angestellte Untersuchung ergab, dass die Kranke
noch lesen konnte, aber nur bei einer genau inne gehaltenen
Sehweite von 9 Zoll. Und auch hierbei fehlte in der Art
die Ausdauer, dass schon nach dem Durchlaufen von zwei
Zeilen Schwere in den Augenlidern, Druck und Brennen in
den Augen selbst entstand, so dass eine Unterbrechung des
Sehens nothwendig wurde. Mit Nähen konnte sich — wie
ich dies oft beobachtet habe — die Kranke scheinbar ausdauernder beschäftigen. Aber es kam dabei der Umstand
zu Hülfe, dass durch regelmässiges Schliessen der Augen
beim jedesmaligen Durchziehen des Fadens dem wirklichen
Ausspannen der Netzhäute vorgebeugt wurde. Unter vielen
sonstigen Mitteln waren auch schon sowohl hellblaue wie
dunkelblaue Plangläser erfolglos versucht worden.

Die alleinige Stelle, von wo aus die Kette des Leidens
zu lösen war, lag in der gestörten Mechanik des binocularen
Sehens. Ich fand alsbald, dass das linke Auge diese Störung
anbahnte. Dasselbe war nur noch zum mühsamen Erkennen

einiger wenigen Buchstaben fähig, obgleich bei der ophthalmoscopischen Untersuchung desselben sich nicht die geringste
Abweichung in den Medien oder der Netzhaut selbst entdecken liess. Auch jeder Versuch, der Kranken durch —
oder + geschliffene Gläser zu helfen, blieb ohne Erfolg, zum
Beweise, dass der Accomodationszustand ausser Schuld sei.

    Therapie. Um die von rechts und links kommenden,
feindselig im Centrum streitenden Lichtströme zu ordnen, und,
mit der Wiederherstellung des binocularen Friedens, in unmittelbarster Weise die Klagen der durch Kuren schon vielfach
geprüften Kranken zu heben, verordnete ich die Lichtbrille

Plan in Nüance III rechts,

Plan in Nüance VI links.

    Die, wie oben bemerkt, genau auf 9 Zoll beschränkte
Sehweite wurde sofort freier und rückte sowohl nach der
Nähe als der Ferne hin um einige Zoll auseinander. Aller
Schmerz blieb aus. Die Möglichkeit, zwei Zeilen zu lesen,
dehnte sich auf ein Zeit-Ziel von Stunden aus. Zu ihrer
früheren Arbeit zurückgekehrt, beschäftigte sich die Kranke
unausgesetzt nicht nur den Tag hindurch, sondern des therapeutischen Versuches wegen auch noch mehrere Stunden
bei künstlicher Beleuchtung, und zwar ohne Nachtheil.
Denn als ich nach einigen Monaten die Sehkraft der Augen
in unbewaffnetem Zustande erprobte, las die Kranke bereits
statt zwei Zeilen eine volle Viertelstunde, und auch das linke
Auge allein hatte in der Auffassung kleiner Objecte wesentlich gewonnen.

    Um den radicalen Fortschritt ferner zu sichern, wurde
in dem obigen Farbencontrast eine rückgängige Verordnung
getroffen, und

Plan in II rechts,

Plan in IV links

verschrieben. Mit dieser Lichtbrille arbeitete die Kranke
ohne Schwierigkeit bis zur vierten Nachmittagsstunde, um
dann mit grösserer Befriedigung zu den stärker differenten
Abschattungsgraden überzugehen.

Gleich gefärbte Plangläser, in helleren so wie in dunkleren Nüancen zur Gegenprobe gegeben, versagten sämmtlich binnen kurzer Zeit ihre Hülfe, denn sie trafen nicht die dem Leiden zu Grunde liegende Combinations-Störung. Das Umkehren der für nützlich befundenen beiden Lichtbrillen, in der Art, dass die Augen ihre Abschattungsgrade vertauschten, war erklärlicher Weise vom schlechtesten Erfolge begleitet.

Fall 5.

Die Versetzung der linken organisch erkrankten und schwachsichtigen Netzhaut unter die Einwirkung tief blauer Strahlen giebt der gesunden, aber durch Combinations-Störung entwertheten, rechten Netzhaut die volle Gebrauchsfähigkeit wieder.

Ottilie Gelinde, 28 Jahre alt, trug seit der frühesten Jugend eine Hornhaut-Trübung des linken Auges, und hinter dieser kranken Aussenfläche des Organs befand sich — wie man so oft beobachtet — ein destruirter unseren Hülfsmitteln noch weniger zugänglicher Augengrund. Durch das Ophthalmoscop sah ich eine undeutlich contourirte und ausserdem von einem helleren Kreise umgebene Papilla optica, aus deren excavirten Fläche die Gefässe mit einem Knick in die Netzhautfläche gelangten, und von denen man Eines bei Veränderung der Focal-Distanz als einen abgelösten peitschenartigen schwarzen Faden in den Glaskörper hineinragend verfolgen konnte. Bei diesem Thatbefund war es nicht befremdend, dass das Auge nur mühsam einzelne Buchstaben aus der grössten Jäger'schen Schriftprobe (No. 20.) zu entziffern vermochte.

Zu ihrem Glück gehörte die auf Handarbeiten angewiesene Kranke zu den mässig myopischen; sonst dürfte wohl schwerlich das seit frühester Jugend allein im Gebrauch gewesene rechte Auge sich so lange zu angestrengtem Dienste herbeigelassen haben. Seit den letzten drei Jahren spannte aber auch das rechte Auge immer mehr aus, und verfiel endlich,

obwohl die Kranke die Beschäftigung mit weissen Stoffen
ganz zu vermeiden suchte, bis zu dem Grade den binocularen
Anfeindungen, dass sich diese bereits in einer vierfachen
Symptomen-Reihe bekundeten:

1) Der Kranken schwand, ihrer Myopie unerachtet, immer
    mehr die Ausdauer, und sie war bei ihrer Beschäftigung
    bis auf Minuten beschränkt. (Siehe Cap. IX., 6.)

2) Dieselbe war genöthigt, während der Beschäftigung den
    Fernpunkt von Secunde zu Secunde kürzer zu wählen.
    (Siehe Cap. IX., 3.)

3) Ein Gefühl von Druck und Schmerz entstand im linken
    Auge, das sich dem gesunden und zuletzt der Stirn-
    gegend mittheilte. (Siehe Cap. IX., 5.)

4) Eine nebelhafte Verdunkelung schien ihr von der linken
    zur rechten Seite hinüber zu ziehen und raubte schliess-
    lich jede deutliche Unterscheidung. (Siehe Cap. IX., 2.)

Irrte ich mich darin nicht, dass diese vierfach sich ab-
lösende Symptomen-Reihe auf einer von links nach rechts
überwirkenden Combinations-Störung beruhte, so durfte
schwerlich ein anderes Heilmittel erdenkbar sein, als das
entsprechend abgetönte, die Disharmonie ausgleichende Licht.
In diesem Sinne verordnete ich der Kranken

Planglas in Nüance II rechts,

Planglas in Nüance VI links,

und rieth ihr, sich sofort der vollen Arbeit, woran sie vor
längst vergangenen Tagen gewohnt war, wieder zu unter-
ziehen. Und solches geschah ohne die geringste Einschränkung. Was allein die Kranke auszusetzen hatte, war der
Umstand, dass bei künstlicher Beleuchtung der Abschattungs-
ton von VI zu II sich noch zu schwach erwies, und dass
sich ihrer ein sensuelles Missbehagen — wie sie sich aus-
drückte — eine Art von Ungeduld bemächtigte, von der bei
Tagesbeleuchtung Nichts zu bemerken war.

Darauf hin verordnete ich zum Gebrauch für die Zeit
der künstlichen Beleuchtung eine Brille mit stärkerem Farben-
Contrast,

Plan in II rechts,
Plan in VIII links,

und die Möglichkeit war dadurch gewonnen, an mehreren Abenden hintereinander die Arbeitszeit des Versuches wegen bis über Mitternacht hinaus auszudehnen, ohne dass sich ein Zeichen der Reizung kundgegeben hätte.

Jeder später angestellte Gegenversuch, beiden Augen ein gleich schwingendes Licht durch Plangläser von derselben Nüance zu geben, misslang. Bei den helleren Nüancen fand das organisch kranke linke Auge keine Beruhigung; bei gleich dunkel gewählten fühlte sich das rechte Auge zu sehr in der Beleuchtung beeinträchtigt.

Fall 6.

Kreisförmig um die Papilla optica abgelagertes plastisches Exsudat auf der Netzhaut des linken Auges, Mangel an Deutlichkeit und an Ausdauer durch Störung des binocularen Sehens, Herstellung der ganzen Arbeitskraft durch tiefer blaue Abschattung des Lichtes vor der leidenden Seite.

Die Werkstätten der Cigarren-Fabrikation sind für die Schwachsichtigen die gesuchtesten und geeignetsten Zufluchtsorte, denn das Arbeitsstück kann beliebig in eine Nähe oder in eine Richtung zum Auge gebracht werden, je nachdem es die gesunkene oder die in der seitlichen Ausdehnung beschränkte Sehkraft erfordert. Augenkranke allerlei Art pflegen daher bei dieser Beschäftigung zu verbleiben, nachdem ihnen mancherlei Versuche mit sonstigen Berufsarten fehlgeschlagen sind. In dieser Lage befand sich auch der zwanzigjährige Cigarrenmacher Korte, dessen Sehvermögen schon von Kindheit an so unzureichend war, dass ihm das Lesenlernen nur mühsam gelang und dass ihm auch grosse Gegenstände in verhältnissmässig geringer Ferne schon undeutlich erschienen.

Status praesens. Der Kranke durfte beim Lesen das Schriftblatt nur wenig über einen halben Fuss weit ent-

5*

fernt halten, musste dasselbe allmählich immer näher rücken
(Kopiopia myopica, siehe Cap. IX., 6.), war gezwungen, den
Kopf in eine schiefe Lage zu bringen oder das Schriftblatt
seitlich zu bewegen und ermüdete dennoch nach einer sehr
kurzen Frist. Der hauptsächlichste Mangel lag im linken
Auge, das zum Lesen unfähig war. Das rechte Auge, für
sich allein erprobt, las, aber ohne alle Ausdauer und mit
dem Gefühl der Anstrengung.

Therapie. Bei den Versuchen, diesem durch alle
früheren Kuren immer mehr entmuthigten Unglücklichen
mittels der Licht-Therapie zu helfen, ergaben sich zwei
wirksame Factoren.

1) Aus der Lichtbrechung zeigten sich
weisse Convexgläser No. 50.

günstig, insofern schwache Augen — wie es hier der
Fall war — schon frühzeitig in Weitsichtigkeit gerathen
und dann für ihre Amblyopie stärker gesammeltes, für
ihre Presbyopie stärker gebrochenes Licht brauchen
können. Convexgläser entsprechen beiden Bedürfnissen.

2) Aus der farbigen Lichtwandlung unterstützte wesentlich das Erkennungsvermögen eine Zusammenstellung
von

Planglas in Nüance III rechts,

Planglas in Nüance V links.

Der grösste Erfolg aber lag in der Vereinigung der
Lichtbrechung mit der eben erwähnten Lichtabschattung.
Als ich den Kranken mit der combinirten Brille,

+ 50 in III rechts,

+ 50 in V links

versehen hatte, erkannte derselbe doppelt so deutlich und
daher auch doppelt so weit, ermüdete nicht mehr, und verlor das Gefühl der Anstrengung.

Ophthalmoscopie. Der jetzt in Anwendung gesetzte
Augenspiegel gab noch die eingehendere Erklärung des Leidens und zugleich den bündigsten Beweis, wie Vieles diese
rein nach den Symptomen zugerichtete Therapie in sonst

hoffnungslosen Fällen zu leisten vermag, indem sie den einmal unzugänglichen Fehler belässt, aber die daran sich anschliessenden Störungen in der Gegenseitigkeit der Augen ausgleicht.

Schon bei der inneren Beleuchtung des linken Auges durch den einfachen Spiegel machte sich ein ungewöhnlich weiss reflectirender Augengrund bemerkbar, und durch die zugefügte Convexlinse wurde ein plastisches Exsudat sichtbar, welches, dicht um den Rand der Papilla optica anhebend, sich eine Strecke weit über den nächsten Theil der Netzhaut ausbreitete, sich aussen in mehreren scharfen Bogengängen begrenzte, und durch eine fast glänzend weisse Färbung auffällig gegen den sonst sehr dunklen Augengrund absetzte. Der Befund glich so der von Jäger auf Tab. XIII. sehr naturgetreu gegebenen und Seite 38 beschriebenen Abbildung*), als ob derselbe Kranke zum Original gedient hätte, nachdem das Exsudat (welches dort nur einseitig an die Papilla optica sich anlehnt) zu einer ringförmigen Ausdehnung gediehen wäre. Wie in jener Zeichnung, tauchten auch hier die kaum der Papilla optica entstiegenen Blutgefässe sofort wieder in den inneren Rand des weissen Exsudat-Feldes, um an dessen Aussenrande wieder hervorzutreten und dann ihren normalen Verlauf durch die übrige Netzhaut zu verfolgen.

Der Grund des rechten Auges war mit Ausnahme einer kleinen Stelle, wo ebenfalls dicht neben der Papilla optica ein weisses Exsudat sichtbar war, vollkommen gesund.

Nachdem der Kranke im Januar 1859 durch die Licht-Therapie zu neuer Arbeitskraft gelangt war, habe ich denselben zu verschiedenen Zeiten wiedergesehen und Gelegenheit gehabt, mich von der Nachhaltigkeit der Hülfe zu überzeugen.

---

*) Dr. E. Jäger, Beiträge zur Pathologie des Auges. Wien 1855.

Fall 7.

Unheilbares Netzhautleiden linker Seits; die richtige Abschattung durch blaues Licht ordnet die Störungen des binocularen Sehens, und bringt die volle Arbeitskraft zurück.

Der Oberlehrer C. aus Quedlinburg, 56 Jahre alt, war von Jugend auf aus erblicher Anlage myopisch und mehrere seiner Geschwister hatten denselben Bau. Er trug zwei Brillen, concav No. 22. für das Lesen, concav No. 9. für die Ferne. Dabei war sein linkes Auge von je her schwachsichtiger gewesen, ohne dass daraus für das gemeinsame Sehen ein Nachtheil erwachsen wäre.

Im November 1854 erkrankte sein linkes Auge urplötzlich in einer höchst störenden Weise, nachdem er einige Wochen vorher an rheumatischen Zahnschmerzen gelitten, und während dieser Zeit sich ununterbrochen vom Lesen einer anziehenden Schrift hatte fesseln lassen. Mittags bei Tisch sitzend bemerkte C. plötzlich einen dunklen Schein in der Richtung, als ob sich ein fremder Körper auf dem Nasenrücken befände. Vergebens griff er öfters danach hin. Binnen einigen Tagen verbreitete sich die Verdunklung über den ganzen Gesichtskreis des linkes Auges, dasselbe konnte nicht mehr lesen und die einzelnen Zeilen erschienen ihm verbogen.

Das eigentliche Unglück bestand aber jetzt in dem höchst störenden Einfluss, den das linke Auge auf jede Thätigkeit des rechten Auges ausübte, so dass C. nur mühsam und mit zugekniffenem linken Auge sich beschäftigen konnte. Je heller das Licht war, desto unbehülflicher war der Zustand. Bei künstlicher Beleuchtung war die Reizung am unerträglichsten. Umsonst unterwarf sich der Kranke ein ganzes Jahr hindurch den eingreifendsten Kuren und Entbehrungen, bis ich ihn im Jahre 1855 zum ersten Male sah.

C. erhielt durch Concavgläser No. 24. in Nüance IV zunächst ein milderes Licht. Er las, äusserte aber, dass die

Brille noch Etwas nicht zu leisten vermöge, was ihm freilich
zum Theil in das Gebiet der Willenskraft zu gehören scheine.
Es handle sich um eine Aufgabe, die er wohl eine Zeitlang,
nicht aber dauernd lösen könne, und die ihm durch eine
physikalische Hülfe noch abgenommen werden müsse. Der
Kranke meinte nichts Anderes, als die Schlichtung des
Combinations-Streites.

Ich fügte der Concavbrille 24. in IV jetzt noch auf
der linken Seite ein Planglas No. II. hinzu. Jede Störung
war durch diese einseitig auf VI erhöhte Abschattung beseitigt, und der Kranke suchte mir die ihm gewordene Hülfe
durch einen Vergleich deutlich zu machen. „Wenn man ihm“,
drückte sich derselbe aus, „die Aufgabe gestellt hätte, 40 Pfd.
zu heben, so wäre er zeither (ohne die Brille) in der Lage
gewesen, diese 40 Pfund mit dem rechten Arme allein heben
zu müssen, jetzt (mit der Brille) habe er das Gefühl, dass
er in Stand gesetzt sei, 30 Pfund dem rechten und 10 Pfund
dem linken Arme zu überlassen.

Nachdem ich mit der Therapie abgeschlossen, stellte
ich die Untersuchung des linken Auges durch das Ophthalmoscop an. Das Ergebniss fiel hinsichtlich der Möglichkeit
irgend anderweitiger Hülfe sehr entmuthigend aus. Eine
Papilla optica war nicht mehr vorhanden. Ihre Stelle gab
sich nur durch den Eintritt von vier Gefässen zu erkennen,
die sich rasch in abnorm viele und kleine Aestchen ver-
zweigten. Das kranke Auge aber war befreit von jeglicher
Gesichtsstörung durch eine Concav-Brille,

— 24 in IV rechts
— 24 in VI links   für die Beschäftigung in der Nähe,

— 10 in IV rechts
— 10 in VI links   für die Beschäftigung in der Ferne,

und über die andauernd nützliche Wirkung dieser Brillen
auf den ungehindert frei bleibenden Gebrauch der Augen
gingen mir seit den verwichenen sechs Jahren günstige Berichte zu.

Fall 8.

Eine in der Störung des binocularen Sehens seit langer Zeit begründete Unbrauchbarkeit der Augen wird durch verschieden gefärbtes und verschieden gebrochenes Licht dauernd gehoben.

Im März 1848 wandte sich an mich eine Kranke, die, bereits in den mittleren Lebensjahren stehend, von Jugend an mit einer Cataracta centralis des rechten Auges behaftet war und sich stets nur mit grosser Mühe hatte beschäftigen können. In den letzten vier Jahren hatte sich dieser Zustand noch verschlimmert, so dass der Gebrauch der Augen sich auf Minuten einschränkte, Lesen und Handarbeiten sich gänzlich verboten. Auf den Vorschlag, sich operiren zu lassen, den ihr namhafte Aerzte früherer Zeiten wiederholentlich gemacht, hatte die Kranke nicht eingehen wollen.

Da die Verschlimmerung der letzten Jahre bei Fräulein Seefluth — so hiess die Kranke — wahrscheinlich aus einer beginnenden Presbyopie hervorging, so bemühte ich mich zunächst durch schwache Convexgläser dagegen einzuschreiten. Das linke Auge für sich allein las auch unter + 50 ganz geläufig, aber beide Augen konnten unter der Beihülfe einer einfachen Convexbrille **keine gemeinsame** Thätigkeit entwickeln, da das durch Staarpunkt getrübte rechte Auge stets eine Verwirrung in die Gesichtseindrücke streute.

In damaliger Zeit noch unbekannt mit den wirksamen, die Sehkraft positiv unterstützenden Eigenschaften des blauen Lichtes, vermeinte ich dasselbe nur benutzen zu können, um das rechte Auge in Unthätigkeit zu versetzen. In diesem falschen Glauben fügte ich vor das rechte Glas der Convexbrille No. 50. noch ein blaues Planglas **und** versuchte in der Intensität des gefärbten Planglases so lange zu steigen, bis die Kranke für das gemeinsame Sehen beider Augen die grösste Befriedigung fühlte.

Die Ausdauer für das Lesen war unter einer so ent-
standenen Convexbrille

+ 50 in Weiss links,
+ 50 in Azurblau Nüance VI rechts,

wesentlich verbessert, aber noch keinesweges zur Genüge
gewonnen.

So vermeinte ich das rechte Auge nicht nur durch Licht-
schwächung, sondern auch noch dadurch ausser Mitwir-
kung setzen zu müssen, dass ich dasselbe in der gewählten
Brille der Unterstützung durch Convexschleifung beraubte.
Der Erfolg war jetzt ein durchaus günstiger. Unter einer
Brille

+ 50 in Weiss links,
Planglas in Nüance VI rechts,

las die Kranke plötzlich nicht nur bei Tagesbeleuchtung, sondern — was sie in ihrer ganzen Lebenszeit niemals vermocht
hatte — während der künstlichen Abendbeleuchtung ohne
alle Zeiteinschränkung.

Ich wählte diesen Fall zur Mittheilung aus, weil derselbe einer der ersten war, wo ich durch das Experiment
auf ein richtiges Verfahren gelangte, ohne die richtige Theorie
davon eingesehen zu haben. Denn das rechte Auge wurde
keinesweges unthätig, sondern brachte jetzt unter seinem
gefärbten Planglase ein so beruhigendes und dem bei der
Arbeit sonst immer geblendeten Nebenorgan so förderliches
Licht, dass das linke Auge dadurch seiner vollen Thätigkeit
Herr wurde, die es weder für sich allein noch mit dem anderen zusammen je hatte entwickeln können. Und der Mangel an Lichtbrechung, den das rechte Auge unter der so zu-
sammengesetzten Brille im Vergleich zu seinem Nebenorgan
erlitt, verhinderte in richtiger Weise, dass dasselbe vermöge
seines Staarpunktes sich störend in die Contouren der er-
blickten Gegenstände mischen, und den gemeinsamen Sinnes-
Eindruck verwirren konnte.

Solche Fälle, bei denen man, um die gestörte binoculare
Combination wieder zu gewinnen, nur den Lichtsinn des

schwächeren Auges benutzt, während man dessen Form-Sinn absichtlich durch die fehlende Schleifung seines Brillenglases ausser Spiel lässt, sind im Allgemeinen selten. Das Verfahren aber wird für die Therapie stets unentbehrlich bleiben, und ist von den erfreulichsten Resultaten begleitet. Als einem hierher gehörigen sehr lehrreichen Fall möge man noch dem folgenden seine Aufmerksamkeit schenken.

Fall 9.

Eine durch organische Veränderung des Augengrundes herbeigeführte unheilbare Gesichtsschwäche wird durch Wiederherstellung der Ordnung im binocularen Sehen mittels eines für jedes Auge anders gebrochenen und anders gefärbten Lichtes ausgeglichen.

Der Königliche Archivar Herr v. H. erfuhr während des Sommers 1859 eine allmählige Abnahme seiner Sehkraft. Im October desselben Jahres bildete sich eine acute Augenentzündung aus, deren tiefer Sitz sich durch heftige über den Kopf ausstrahlende Schmerzen und grosse Lichtscheu zu erkennen gab, und eine energische antiphlogistische Behandlung erforderte. Mit der Genesung aus dieser Entzündung (Chorioideitis) kehrte aber dem Kranken die Gebrauchsfähigkeit seiner Augen nicht wieder, und als sich derselbe nach vielen Kuren und langer Schonung mir im März 1861 vorstellte, war der Zustand folgender:

Status praesens. Wollte Herr v. H. mit beiden Augen lesen, so traten schon nach Verlauf einer Minute Schmerzen im linken Auge auf, noch vor vollendeter zweiten Minute verhüllte ein von der linken Seite herüberziehender Nebel die Schrift und verhinderte bald ganz das längere Erkennen. Einzeln erprobt, las nur kurze Zeit hindurch

das rechte Auge von 1 Fuss bis 1 Fuss 9 Zoll,
das linke Auge von 1 Fuss bis 1 Fuss 3 Zoll.

Das linke Auge war hiernach das mehr leidende, ermüdete schon nach vier Secunden, und zeichnete sich auch

dauernd durch grössere Empfindlichkeit, namentlich Morgens
nach dem Erwachen durch eine länger anhaltende Reizbarkeit gegen das Licht aus, so dass das freie Oeffnen seines
Lides erst um Vieles später erfolgen konnte.

Die Ophthalmoscopie ergab einen Thatbefund, der
mit diesen subjectiven Symptomen im Einklang war.

Die Vasa chorioïdalia waren sichtbar und zwar im lin-
ken Augengrunde noch deutlicher als im besseren rechten.
Ein hellerer unregelmässiger Rand umkreiste ausserdem die
Papilla optica im linken Auge.

Therapie. Nach diesen Vorlagen entwarf ich den
Plan, das rechte Auge als das Hauptorgan zu benutzen, und
durch das linke Auge mittels der Lichtmodificationen so zu
unterstützen, dass fernerhin die gemeinsame Thätigkeit der
Netzhäute wieder flüssig werden könne.

Aus der Farbenwandlung des Lichtes griff hierzu eine
Brille,

Plan in Nüance III rechts
Plan in Nüance V links,

am besten ein. Während sich der Kranke früher schon
mancher blauen Plangläser bedient hatte, die ihrer gleichen
Färbung wegen keinen Erfolg hatten, wurde durch genannte
Combination soviel erreicht, dass die Reizungen im Gesichts-
Sinn sofort aufhörten und an ihrer Stelle sich das Gefühl
der Ausgleichung und sensuellen Beruhigung einstellte. Nur
das Lesen und jede Beschäftigung in der Nähe wollte für
die Dauer nicht gelingen, wiewohl die doppelfarbige Planbrille dazu schon eine fühlbare Unterstützung gewährte.

Ich hoffte durch Convexgläser, die auch in Nüance III
und V ausgeführt waren, die Dauer für die Nähe zu erreichen. Allein die darüber mir zu Gebote stehenden Erfahrungen wollten bei aller Ausdauer, mit der unser Kranker sich den Experimenten unterzog, zu keinem befriedigen-
den Resultate führen. Wiewohl die Brille,

+ 30 in Nüance III rechts,
+ 30 in Nüance V links,

sich noch von Allen als die hülfreichste erwies, so gab sie
doch nur die Dauer von einer viertel, höchstens von einer
halben Stunde, nach deren Ablauf Schmerz und Ermüdung
den Kranken wieder überwältigten.

So wurde ich zu dem Entschluss gedrängt, ausnahmsweise nicht nur durch Farbenunterschied, sondern auch auf
dem Wege der Lichtbrechung für jedes Auge in anderer
Weise zu sorgen. — In einer Brille,

Plan in Nüance III rechts,

+ 30 in Nüance V links,

bewährte sich die Zweckmässigkeit dieses Kurverfahrens
aufs Vollständigste. Der Kranke hatte sofort das Gefühl,
dass so sein rechtes Auge wieder zur Arbeit richtig heraus-
gefordert wurde, und war in der nächsten Zeit schon im
Stande, sich täglich fünf bis sechs Stunden angestrengt und
unausgesetzt mit Lesen und Schreiben zu beschäftigen. Und
da sich schliesslich ergab, dass nur die Arbeit bei künstlicher Beleuchtung nicht mit derselben Ungebundenheit von
Statten ging, so wurden die einmal gefundenen Factoren
der Licht-Therapie für diese Zeit noch erhöht. Eine Brille,

* Plan in Nüance IV rechts,

+ 25 in Nüance VI links,

rechtfertigte auch diese Erörterungen und gab den Beweis,
dass der unter dem Druck organischer Veränderungen des
Augengrundes gehaltene, für jede anderweitige Therapie
noch ein Problem gebliebene Kranke sich wieder ungezwun-
gen seines Gesichtssinnes bedienen konnte, und, wie die bis
zum Jahre 1862 mir zugegangenen Berichte bestätigten,
dauernd seinem Berufe zurückgegeben war.

Fall 10.

Beweiskräftiger Fall von der Wirkung des blauen
Lichtes, bei Schielenden die geschwundene Sympathie der Netzhäute wiederherzustellen und deren
vereinte Thätigkeit zu fördern.

Der Schlosser Leidig, 26 Jahre alt, wurde am
10. August 1856, als er erhitzt aus seinem Arbeits-Saal in

die freie Zugluft trat, plötzlich von so starkem Strabismus
befallen, dass der linke Augapfel mit seiner erweiterten
Pupille während der ersten vierzehn Tage sich nicht aus
dem inneren Augenwinkel rührte, und erst allmählich wieder
einige Bewegung nach Aussen zurückerhielt. Dem Kranken
fehlte es nicht an einer umsichtigen und thätigen Behandlung,
und kein Mittel bis zur Electricität hinauf blieb während
der ersten vier Monate unversucht, bis ihm schliesslich der
Rath ertheilt wurde, gegen das störende Doppelbild sich
einer Brille zu bedienen, in der das linke Glas mit einem
schwarzen Papier verklebt war. Indessen war auch diese
Art von Nothbehelf nur von kurzer Dauer, da das allein in
Anspruch genommene rechte Auge alsbald versagte, und
der Arbeitsunfähigkeit nicht abgeholfen wurde.

Als ich in solchem Zustande den Kranken im Juli 1857 in
meine Behandlung nahm, sah derselbe in der Accomodations-
Breite von vier bis sieben Zoll einfach. Darüber hinaus trenn-
ten sich Doppelbilder und glitten um so ergiebiger auseinander, als die Sehferne eines Objectes weiter gewählt wurde.
Bei der grossen Deutlichkeit der Doppelbilder war der Versuch
einer optischen Behandlung sehr einladend, und aus der
Reihe von Prismen, welche ich zu diesem Zweck mit nach
Aussen gerichteter Basis dem linken Auge vorlegte, hatte
No. 18. den grössten Erfolg. Mit diesem Glase versehen
las Leidig bis in die Entfernung von 1 Fuss 6 Zoll. Nur
musste ich bald erfahren, dass die künstlich zusammengeführten Doppelbilder sich nicht mit einander vertrugen und
zwar um so weniger, je ferner das Sehobject abgerückt
wurde. Höchstens bis auf die Dauer einer Minute konnte
das Lesen fortgesetzt werden; dann entstand „Schwere und
Wüstsein im Kopfe" und endlich „starker Schwindel", so
dass die Augen geschlossen werden mussten, oder die beiden Bilder plötzlich wieder auseinander schossen.

Jetzt schattete ich während neuer Leseversuche das
Prisma No. 18. mit der azurblauen Nüance V ab. Die Be-
drückungen im Gehirn minderten sich in der auffallendsten

Weise. Ich gab dann dem rechten Auge noch ein Planglas
in Nüance III, und jede Spur von cerebraler oder sensueller
Affection war verschwunden. Die bindende Kraft des von
rechts und links in verschiedenem Blau zusammengeführten Lichtes war für die Netzhäute so mächtig, dass der
Kranke, statt unter dem weissen Prisma nur höchstens bis
auf anderthalb Fuss, nunmehr mit Leichtigkeit bis auf
2½ Fuss einfach sah, und statt einer Minute das Lesen nach
Willkür bis auf Stunden auszudehnen vermochte.

Mit einer Brille,

$$\text{Prisma No. 18.} \left\{ \begin{array}{c} \text{Basis} \\ \text{nach} \\ \text{Aussen} \end{array} \right\} \left\{ \begin{array}{c} \text{plattirt} \\ \text{in Nüance} \\ \text{V} \end{array} \right\} \text{links,}$$

Planglas in Azurblau Nüance III rechts,
versehen, kehrte derselbe sofort zu seinen Berufsarbeiten
zurück, und hat mir noch oft in Zwischenräumen von Monaten über die bleibende Nützlichkeit der optischen Einrichtung, und über die immer wachsende Möglichkeit, dieselbe auch zeitweise entbehren zu können, Bericht erstattet.

Fall 11.

Blaues Licht einseitig verwendet, hebt die Störung des binocularen Sehens insoweit, dass für
einen durch Apoplexie schielend und doppeltse-
hend gewordenen Kranken auch das Lesen mittels
prismatischer Gläser wieder möglich wird.

An den Folgen einer vor zwei Jahren erlittenen Schlag-
berührung leidend, consultirte mich im Sommer 1860 Herr
G. von Berg aus Liefland. Die Sprache war bereits wie-
dergekehrt, die Symmetrie der Gesichtszüge hatte sich geordnet, aber Arm und Fuss der linken Seite waren noch
schwach, und das linke Auge stand in geringem Grade ein-
wärts schielend abgelenkt.

Was den lebhaften und rüstigen, bis in sein 60stes Le-
bensjahr als Landwirth, Jäger und Reiter ausgezeichneten
Mann vor Allem daniederdrückte, war die beständige Er-

scheinung höchst prägnanter Doppelbilder, die ihn in stetigem Schwindel erhielten, ihn keinen Schritt ohne Führer thun liessen, ihm keine Zeile mit eigenen Augen zu lesen, oder mit eigener Hand zu schreiben erlaubten. Selbst das Schliessen des einen Auges konnte ihm kaum eine momentane Sicherheit gewähren.

Die rechte Wahl einer Brille war unter den gegebenen Umständen das dringlichste palliative Mittel. Bei den verschiedenen Versuchen, die ich mit geschliffenen Gläsern anstellte, zeigte sich die Combination,

Prisma No. 10., Basis nach Aussen ⎱ rechts,
Prisma No. 11., Basis nach Aussen ⎰ links,

als die hülfreichste. Die seit den letzten zwei **Jahren** getrennt gebliebenen Doppelbilder sowohl naher wie ferner Gegenstände legten sich augenblicklich genau zusammen. Von der plötzlichen Umwandlung überrascht, fuhr der Kranke von seinem Stuhl auf. Sein Taumel war verschwunden, umschlossene Räume genügten ihm nicht, er musste in den für ihn wieder geradlinig gewordenen Strassen und auf einfach aufsteigenden Treppen von seiner unabhängig gewordenen Bewegungsfähigkeit sich überzeugen. Alles erschien wieder einfach.

Als Herr v. B. nach vier Monaten durch den Gebrauch von Marienbad in seinem Allgemeinbefinden gebessert zur Herbstzeit sich mir wieder vorstellte, hatte derselbe den dringenden Wunsch, dass ihm die noch fehlende Fähigkeit zum Lesen zurückgegeben werde. Die prismatische **Brille** reichte dazu nicht aus. Sie legte zwar die Doppelbilder der Zeilen und Buchstaben einfach zusammen, aber zunächst hinderte Weitsichtigkeit am deutlichen Erkennen. Durch Vorlegen von Convexgläsern No. 15. vor die prismatische Brille wurde auch dieses Hinderniss beseitigt. Der Kranke sah jetzt einfach und las, aber ein neuer und dritter Umstand eigenthümlicher Art trat in die Erscheinung, der mich namentlich zur Mittheilung dieser Krankheitsgeschichte veranlasste und ohne Zweifel in einer Störung der **bin**-

ocularen Combination zu suchen war. Abgesehen davon, dass es für den Kranken grosse Schwierigkeit hatte, den Uebergang von einer Zeile zur anderen zu finden, schien es ihm, als ob sogleich die Schrift zu schwirren und zu zittern beginne, so, als ob Jemand in rascher Bewegung mit der Hand vor den Augen hin und her fahre. Der Kranke hatte das unheimliche Gefühl, dass, wenn er dieser Beunruhigung nicht bald durch Unterbrechung des Lesens ein Ende setzte, ihn Schwindel und Verderben befallen müsse. Eine — so muss ich es auffassen — vom Gehirn kommende Mahnung an die Unverträglichkeit der beiderseitigen zu einem Bilde zusammengeführten weissen Lichtströme!

Jetzt legte ich noch als drittes Corrigens links ein Planglas in Nüance IV vor, und alle Bedingungen waren schlagfertig beisammen, um die centrale Gesichtsstörung durch ein Entgegenkommen von Aussen in vollständiger Weise auszugleichen. Eine oder die Andere der gedachten Eigenschaften aus der Brille genommen, und die optische Rüstung war zerstört. Was namentlich das zuletzt gewählte Hülfsmittel betrifft, so scheint — will man einmal den naturwissenschaftlichen Anschauungen zur Erklärung der therapeutischen Thatsache bis auf die äusserste Grenze folgen — das blaue Licht durch seine feineren und schneller schwingenden Wellen die träge gewordene Hirnmasse der afficirten Seite leichter zu durchdringen und besser mit dem farblosen Lichtstrom der gesunden Seite zusammenzutreffen, worüber sich der Kranke merkwürdig genug durch „Aufhören eines Gefühls von Schwirren und Zittern" noch am klarsten ausdrücken zu können glaubte.

Durch Zusammenfügen der verschiedenen optischen Eigenschaften zu einem einzigen Werkzeug erhielt also der Kranke

  1) für die Ferne: die Brille:
        Prisma No. 10., Basis nach Aussen, rechts,
        Prisma No. 11., Basis nach Aussen, links;

2) für das Lesen und Schreiben die Brille:

Prisma No. 10, { Basis nach Aussen } { auf der Vorderseite plattirt mit + 15 } rechts,

Prisma No. 11., { Basis nach Aussen } { auf der Vorderseite plattirt mit + 15 } { auf der Rückseite plattirt mit Nüance IV } links.

Wiewohl nach den mir später zugegangenen Berichten der von der Apoplexie abhängige Rest des Schielens sich, wie zu erwarten war, nicht verlor, so vermochte doch der Kranke unter der combinirten Hülfe von zweifacher Brechung und von farbiger Wandlung des Lichtes sich des gemeinsamen Gebrauches seiner Augen sowohl für die Ferne wie für die Nähe dauernd zu erfreuen.

Fall 12.

Blaues Licht ist das Einigungsmittel für zwei Augen von entgegengesetztestem Accomodations-Zustande, welche sich im weissen Licht unbedingt durch Schielen von einander lossagen.

Fräulein v. C . . . ., 25 Jahre alt, ist die Tochter eines verdienten Stabs-Officiers der Armee, welcher zu den geschichtlichen Beispielen von Scharf- und Weitsichtigkeit gezählt werden dürfte. Er unterschied als junger Mann während der Befreiungs-Kriege z. B. die Uniform-Kragen, wenn Andere mit den besten Augen kaum das Vorhandensein feindlicher Truppenmassen wahrzunehmen vermochten. Er hiess deshalb „das Auge seines Regiments".

Der Tochter Sehorgan hatte eine Eigenthümlichkeit, die in der Nähe und in der Ferne die Deutlichkeit der Sehobjecte nur bedingungsweise erlaubte. Es zeigte sich nämlich an ihren Augen die merkwürdige Zusammenstellung, dass das rechte Auge bedeutend myopisch, das linke aber

mässig presbyopisch ist. Die Kranke hatte sich daher gewöhnt, sowohl beim Sehen in der Nähe als beim Sehen in
der Ferne nur ein Auge zu gebrauchen, und zwar beim
Lesen und Arbeiten das linke, beim Klavierspielen und
sonstigen Fernsehen das rechte. Um aber den gleichzeitigen
und die Deutlichkeit sehr störenden Einfluss des zweiten
Auges jedesmal aufzuheben, lässt sie das nicht gebrauchte
Auge regelmässig und ganz nach Willkür in Strabismus divergens abtreten. Unterlässt sie dies, so ist ihr Alles unklar und undeutlich. Das sonst unwillkürliche Schielen ist
ihr durch Uebung zur willkürlichen Muskel-Action geworden.

Um hier die Augen wieder zur gemeinsamen Function
zu stimmen, konnte man an einen dreifachen Kurplan denken. Die Wahl des besten darunter musste dem eigenen
Ermessen der Kranken überlassen werden.

1. Man konnte das linke mässig presbyopische Auge
durch + 50 in Nüance V zum Sehen naher Objecte einzu-
stellen suchen. Das Experiment gelang, beide Augen lasen
mit einander, das Gefühl der Kranken aber war dagegen,
und aus theoretisch wohl ersichtlichem Grunde. Denn man
verfolgte hierbei die etwas überspannte Aufgabe, das linke
Auge nicht nur auf eine normale, sondern auch auf eine
dem sehr myopischen Auge entsprechende Weise einzu-
stellen. Die Therapie hatte aber gewissermaassen einen
neuen Fehler an die Stelle der vorhandenen zu setzen.

2. Man konnte dem rechten sehr myopischen Auge
durch — 24 in Nüance V zu helfen suchen. Die Augen gelangten bei dieser Methode sofort schon in eine willigere
und dem Gefühl nach genehmere Zusammenwirkung. Bei
richtigem Blick gewann das Sehen an Deutlichkeit und
Ausdauer.

3. Als die beste und der Kranken entschieden am meisten zusagende therapeutische Einwirkung erwies sich aber
eine Brille in der Zusammenstellung:

+ 50 in V, links,
— 24 in V, rechts.

Dadurch wurde allen Anforderungen, welche man an
ein normales Sehvermögen stellen konnte, genügt. Nahe
und ferne Objecte waren klar, die Ausdauer war vollkommen gewonnen, das Schielen blieb, ohne dass die
Kranke sich deshalb zu bemühen brauchte, ganz
von selbst aus; sie konnte im Gegentheil unter der Brille
nicht mehr schielen, wenn sie auch den Willen dazu hatte.
Selbst das Vorlesen bei **Lampenlicht — unter allen** Proben
die empfindlichste — gelang bei vollkommen richtiger Einstellung der Augen mit Leichtigkeit.

Die glückliche Versöhnung zweier so verschiedener Augen,
die fast die Lebenszeit hindurch einander hatten meiden müssen, ist in der That ein Triumph der Kunst. Und dass dies
gelingen konnte, ist wieder einzig und allein der
vermittelnden Wirkung des blauen Lichtes zuzuschreiben, das auch unter diesen sonst absolut unbesiegbaren
Hindernissen und sogar ohne Intensitäts-Verschiedenheit vor
dem rechten und linken Auge der Therapie den Weg ebnete.

Um hierzu den negativen Beweis zu liefern, versah ich
jetzt die Kranke mit derselben Zusammenstellung + 50 und
— 24, aber aus farblosem Glase. Wie sehr die Kranke
sich wiederholentlich bemühte, damit zu lesen, sie erreichte
höchstens eine Zeitdauer von 8 Minuten, wonach alsdann
Stechen und Brennen der Augen und ein verletzendes
ziehendes Gefühl im Kopfe in solchem Maasse Ueberhand
nahm, dass jedem Gebrauch der Augen ein Ende gemacht
werden musste. Auch keine andere brauchbare Zusammenstellung von weissen + und — Gläsern war ausfindig zu
machen. Selbst die zweckmässigste Combination von + 50
und — 24 in der niedrigeren Farbenabstufung No. IV. wider-
strebte dem Gefühl der Kranken. Es fehlte dabei den Augen
die zur gemeinsamen Thätigkeit nothwendige Lichtberu-
higung, was sich auch objectiv durch bald erfolgende Ver-
tauschung des richtigen Blickes mit dem schielenden deutlich
zu erkennen gab.

Die optische Behandlung der binocularen Combinations-Störungen ist also — wie die hier angeführten
und noch viele Beispiele der späteren Abschnitte dieser
Schrift streng beweisen — durch eine vierfach modificirte Lichtverwendung möglich:

1) Lediglich durch eine rechts und links verschieden
   ausgeführte Abtönung des blauen Lichtes.

   (Fall 4. und 5.)

2) Durch eine rechts und links verschiedene Abtönung des Lichtes, verbunden mit gleicher Brechung desselben.   (Fall 6. und 7.)

3) Durch eine rechts und links verschiedene Abtönung des Lichtes, verbunden mit ungleicher
   Brechung desselben. (Fall 8. 9. 10. und 11.)

4) Durch eine rechts und links gleiche Abtönung
   des Lichtes, verbunden mit ungleicher Brechung
   desselben.   (Fall 12.)

VII

Physiologische Erscheinungen,

welche bei

verschieden blauen Lichtströmen in der centralen Verbindung gleich sehkräftiger Netzhäute wahrgenommen werden.

———

Um die im vorigen Abschnitt beschriebene, auf einer gegenseitigen Abstimmung zweier Lichtgrade beruhende Heilmethode der binocularen Combinations-Störungen richtig aufzufassen, müssen wir uns an folgende Gesetze der normalen Sehfunction erinnern.

Wenn sich der Gesunde die vorhandene Lichtmenge durch Beschirmen des einen Auges mittels der Hand oder wie sonst um einen gewissen Grad verringert, so betheiligen sich beide Augen an dem Vortheil des dadurch bewirkten einseitigen Schattens. Deshalb ist es vielen Menschen zur Gewohnheit geworden, wenn sie in freier Sonne gehen, oder der Grad des Lichtes ihnen irgend zu blendend wird, das eine Auge fast oder ganz zu schliessen. Ihrem offen bleibenden Auge soll dadurch diejenige Lichtmilderung zu Theil werden, wobei dasselbe

dann sicher genug unterscheiden kann. Der Grad der
Fertigkeit, mit dem Jemand das eine Auge zu schliessen
gelernt hat, ist mir für die Ausübung der Licht-Therapie ein wichtiger Anhaltpunkt. Je überwiegender
z. B. die Fertigkeit des Schliess-Muskels der linken Seite
ist, mit desto grösserer Zuversicht kann man auf eine
Schwäche des linken Auges rechnen. Auch selbst in
den Fällen, wo der Unterschied beider Augen von keiner
wesentlichen Bedeutung ist, giebt dieser Umstand schon
ein ungemein zuverlässiges objectives Zeichen ab.

Abschatten lässt sich aber das Licht nicht nur dadurch, dass man seine sämmtlichen Strahlen (die blauen,
rothen und gelben) miteinander vermindert, sondern
auch in der Weise, dass man durch ein Glas von einer
gewissen Farbe die übrigen Farben abhält, z. B. durch
ein blaues Glas die rothen und gelben Strahlen verringert, und so ein schattigeres, aber auch zugleich qualitativ geändertes, d. h. ein dem Auge zuträglicheres
Licht bewirkt. Die Sinneswahrnehmung wird durch
eine solche sowohl quantitativ als qualitativ
wirkende Abschattungs-Methode viel ergiebiger
angeregt, und die Anwendung farbiger Gläser eignet sich
deshalb nicht nur zu optisch-physiologischen Experimenten in Betreff des gegenseitigen Verhältnisses zweier
gesunden Augen, sondern ist auch insbesondere für den
Augenarzt nutzbar zu machen, um vorhandene binoculare Missverhältnisse ausgleichen zu können.

Legt man dem Gesunden nur vor sein eines
Auge ein Glas von einer bestimmten blauen Farben-
Intensität, z. B. Nüance VI, und ist sein anderes Auge
nicht geschlossen, so vermeint derselbe sogleich die blaue

Farbe vor beiden Augen wahrzunehmen und zwar
zur Hälfte der Intensität, welche das Glas vor dem
einen Auge in Wahrheit besitzt. Es ist ganz so, als
ob vor jedem Auge ein farbiges Glas in Nüance III wäre.
   Oder legt man den Augen eines Gesunden zwei
Gläser von verschieden blauer Intensität, z. B. rechts
Nüance II und links IV vor: so entsteht der Mittelton dieser Farben, und es ist wieder nicht anders, als ob beiderseits durch Gläser etwa in Nüance III geblickt würde.
   Begründet ist dieses physiologische Ergebniss in
dem einen wie in dem anderen Falle darin, dass die
quantitative Schätzung des unzerlegten (weissen) oder
des zerlegten (farbigen) Lichtes zwar in jeder einzelnen
Netzhaut vermöge ihres Lichtsinnes vor sich geht,
dass aber ein Ausgleichungs-Vermögen oder eine binoculare Combination da wohnt, wo die beiden Sehnerven mit ihren Wurzeln im Gehirn sich verschmelzen.
Und so läuft es im Ganzen auf Eines hinaus, ob ein
gewisser Lichtgrad oder ein farbiges Licht von beiden
Seiten zu gleichen oder zu ungleichen Theilen, oder
selbst nur von einer Seite allein zur optischen Wurzel-
faser-Masse des Gehirns gelange. Beim Gesunden
kommt dort nur die gemeinsame Summe in Betracht,
und die beiden Lichtströme, mögen sie auch noch so
verschieden sein, werden dort ausgeglichen oder zum
Mitteltone mit einander combinirt.
   Kehren wir aber nochmals zur Netzhaut zurück, so
äussert sich deren Thätigkeit nicht nur durch die Wahrnehmung von Helligkeit und von Farben und der darin
begründeten Contraste, sondern die Netzhaut hat auch
neben ihrem darauf bezüglichen Licht-Sinne das Ver-

mögen, Dimensionen und Formen aufzufassen, sie hat
einen Raum-Sinn. Auch im Raum-Sinn steht wieder
die eine Netzhaut mit der anderen in einem besonderen
gegenseitigen Verhältnisse, wodurch die räumlichen oder
Flächen-Anschauungen sich zu einer einfachen Körper-
Anschauung combiniren.

Die zwei binocularen Combinationen, die des Lichtes sowohl wie die des Raumes, sind aber an ganz bestimmte physiologische Bedingungen geknüpft. Für die
Combination des Licht-Sinnes ist es unerlässlich, dass
die Netzhäute vollkommen gleich sensibel
seien, für die Combinationen des Raum-Sinnes dagegen,
dass die beiden Netzhäute auch räumlich richtig zu einander gestellt seien.

Kommt eine der Netzhäute aus irgend welcher Ursache in ihrem lichtauffassenden Vermögen gegen die
andere zurück, so erstarrt augenblicklich die sonst so
leichtflüssige binoculare Combination und das Sehvermögen entwerthet sich daraus in Form mannigfacher
Mängel. Die Aufgabe dieser Schrift wird es sein, diese
Mängel getrennt von einander aufzuführen und nachzuweisen, dass der einzelne Kranke nicht der ganzen Gruppe
von Sehbeschränkungen zugleich verfällt, sondern mit
Vorzug einen bestimmten Nachtheil zu beklagen pflegt,
den die Therapie nicht anders als durch eine Ausgleichung des gestörten binocularen Sehens heben kann.

Stellt sich dagegen räumlich die eine Netzhaut im
geringsten falsch zur andern, so tauchen Doppelbilder
auf, und zwar um so deutlicher, je untadelhafter dabei
die beiderseitige Lichtauffassung geblieben ist.

Die Doppelbilder fehlen erst dann, wenn die Sen-

sibilität der einen im räumlichen Verhältniss zur anderen
alterirten Netzhaut bis zu einem bedeutenderen Grade
gesunken ist. Beiderlei Störungen stehen aber auffallend
in consecutiver Wechselbeziehung zu einander, der Art,
dass eine Störung in der einen Sphäre die entsprechende
in der anderen nach sich zieht, und umgekehrt. Die
späteren Abschnitte dieses Werkes werden hierfür manche
auffallende und äusserst interessante Thatsachen bringen.

Der Therapie erwächst mithin die doppelte Aufgabe:
einzugreifen in die gestörten Vorbedingungen
der Licht-Combination, oder abzuwenden die
Ursachen der aufgehobenen Raum-Combination.
Nur die letztere Aufgabe hat thatsächlich die Therapie
zu lösen begonnen. Die Donders'schen prismatischen
Gläser sind es, welche die räumliche Veruneinigung
der Gesichtsbilder durch eine Veränderung in der Richtung der Lichtstrahlen zu heben vermögen, wenn man
auch gestehen muss, dass hier noch bedeutende Hindernisse im Wege stehen, und dem operativen Verfahren
noch das Meiste zu thun verbleibt.

Grösser aber und bei weitem wichtiger für den
Augenarzt ist der Bereich derjenigen Gesichts-Störungen,
welche aus der behinderten Licht-Combination entspringen. Mehrere Hunderte solcher Kranken kann man
immerhin auf einen Einzigen rechnen, dessen räumliche Combination stockt. Und wieder in der Zahl von
Hundert solchen, die in der Licht-Combination erkrankten,
können wir Neunzigen helfen oder Erleichterung gewähren, während das umgekehrte Verhältniss der Heilung bei Störungen der räumlichen Combination noch ein
günstiges genannt werden dürfte.

Um uns dieses neue Gebiet der Therapie zugänglich zu machen, ist es wiederum zunächst nothwendig zu ermitteln, unter welchen veränderten Erscheinungen die Licht - Combination vor sich gehe, sobald beide Augen nicht mehr einer ganz gleichen Lichtauffassung theilhaftig sind.

VIII.

Pathologische Erscheinungen,

welche bei

verschieden blauen Lichtströmen in der centralen Verbindung ungleich seh- kräftiger Netzhäute wahrgenommen werden,

und

die daraus sich ergebende Licht-Therapie.

Dasselbe Experiment mit farbigen Gläsern, welches die Physiologie mit so grossem Nutzen anwendet, um die normal in einander greifende Thätigkeit des Licht-Sinnes gesunder Netzhäute klar zu machen, erwies sich mir auch als das geeignetste, um Combinations-Störungen des Licht-Sinnes zu veranschaulichen, die auf dem Wege centraler Verbindung ungleich sehkräftiger Netzhäute vorkommen, und den Totaleindruck schwächen. Es kam nur darauf an, jenes Experiment bei dieser zahl-reichen Klasse von Kranken so zu benutzen, dass in Farbenwirkungen objectiv zu Tage trete, was sich bis dahin nur in der Gestalt subjectiver Sinnes-Stö-rungen allerlei Art kund gab.

Man lege zunächst dem Kranken, der ein gesundes
rechtes und ein schwächeres linkes Auge besitzt, eine
Brille mit zwei ganz gleich blau gefärbten Plangläsern (etwa meine Nüance V) vor, und veranlasse ihn,
abwechselnd bald das eine bald das andere Auge zu
schliessen: so erscheint ihm vor dem allein geöffneten
gesunden Auge eine weisse Papierfläche in einem so
angemessen intensiven Blau, als eben das vorgelegte
Glas seiner Beschaffenheit nach mittheilen muss. Vor
dem allein geöffneten schwächeren Auge dagegen ist
die Papierfläche heller blau, und zwar genau in dem
Grade heller, als eben das linke Auge gegen das andere
in seinem Auffassungs-Vermögen — gleichviel aus welcher Ursache — zurücksteht. Ist das linke Auge z. B.
so schwach, dass es gewöhnlichen Druck nur noch mit
höchster Anstrengung liest, so nimmt es auch schon die
während des Lesens vorgelegte blaue Nüance V fast
gar nicht mehr wahr, und das Papier erscheint ihm bei-
nahe so weiss, als ob das blaue Glasmedium gar nicht
vorhanden wäre.

Der Kranke, im Bewusstsein, bei dem Experiment
zwei vollkommen gleich gefärbte Gläser in Nüance V
vor Augen zu haben, wird von dem Unterschiede der
Farben, der sich hier beim abwechselnden Schliessen
und Oeffnen der einzelnen Augen ausspricht, auf das
lebhafteste überrascht und in seiner Aufmerksamkeit
eben so sehr, ja fast stärker angezogen, als von der
verschiedenen Deutlichkeit der Objecte, z. B. der Buchstaben, die er beim Offensein des schwächeren Auges
aus der Erinnerung gewissermaassen ergänzt. Die Farbe
wirkt in dieser Beziehung um Vieles fühlbarer und giebt

auch selbst Personen, deren Beobachtungs-Sinn wenig
geweckt ist, ein sehr hervortretendes und fasslicheres
Resultat.

Nun würde sich an die experimental in so weit
klare Erscheinung für die Kranken mit zwei verschieden
sehkräftigen Augen kein wesentlicher Nachtheil knüpfen,
und würde dieser Gegenstand nur von rein physiologi-
schem, nicht therapeutischem Interesse sein, wenn bei
gleichzeitigem Offensein ihrer beiden Augen die
scheinbare Verschiedenheit der Farben von der rechten
und linken Seite sich durch das Ausgleichungs-Vermögen
so zum Mittelton vereinfachte, wie im rein physiologischen
Experiment zwei wirklich gegebene auch noch so verschieden dunkle Gläser zur Ausgleichung gelangen. Dem
ist aber keinesweges so, und hier kommen wir auf eine
Erscheinung von der wichtigsten Bedeutung und von den
grössten Folgen: Die beiden einzelnen Farbentöne, die der Kranke neben einander wahrnimmt, geben sich nicht auf, sondern jeder behauptet seine Selbstständigkeit. Das Sensorium
steht, gleichsam unfähig Frieden zu stiften, dazwischen.
Eine von beiden Augen durch gleich gefärbte Gläser angeschaute weisse Papierfläche erscheint daher nicht in
ihrer ganzen Ausdehnung gleichmässig blau und
gleichmässig ruhig, wie zweien gesunden Augen, die
durch gleich blau gefärbte Gläser blicken, sondern die
rechte Hälfte ist entschieden dunkler gefärbt. Von der
linken Hälfte des Papiers her breitet sich Seitens des
schwächeren Auges ein selbstständiger hellerer Lichtton
aus, der öfters auch das ganze Blatt gleich einem Nebel
überzieht, mit dem dunkleren durchaus nicht ver-

schmilzt, sondern mit ihm streitet, bisweilen sogar stärker das Uebergewicht bekommt, und ein Ungleichheits-Gefühl der Augen, ein optisches Missbehagen, ein Flimmern, eine Blendung, eine Unruhe, kurz ein Entbehrniss verursacht, das dem Kranken oft schwer wird mit Worten zu beschreiben.

Das ist der durch die Farbe jetzt zur objectiven Erscheinung und gleichsam in ein sichtbares Kleid gezwungene heimliche Feind, der ohne dieses optische Hülfsmittel für den Kranken wie unverkörpert nur in seinen Wirkungen merkbar, und im Stande ist, sämmtliche Eigenschaften eines guten Sehvermögens zu stören und je nachdem, die Deutlichkeit, normale Fernsicht, Ausdauer oder Schmerzlosigkeit bei der Sinnes-Ausübung gänzlich zu vernichten. Nur wohnend in dem schwächeren Auge, aber leise wirkend in der centralen optischen Verbindung, veruneinigt dieser Feind die beiden Augen und verübt so in der verschiedensten Art einen überaus lähmenden Einfluss auf die Arbeitskraft ungemein vieler Menschen!

Aber noch wirksamer und belehrender als dieses Experiment mittels zweier gleich gefärbten Gläser ist bei unseren Kranken mit verschieden starken Augen die Anwendung von zwei ungleich blauen nebeneinander gestellten Plangläsern, z. B. von Nuance III und V. Darin besitzen wir dasjenige Mittel, wodurch es möglich ist, gerade die Gesichts-Störungen, welche aus dem Vorhandensein zweier ungleich thätigen Augen entspringen, entweder noch zu steigern und geschärft für die pathologische Erforschung zugänglicher zu machen, oder — was wichtiger und der in dieser Schrift verfolgten

Therapie zu Grunde gelegt ist — wir sind im Stande,
diese Störungen auszugleichen und zu heilen, je nachdem
man die beiden ungleich gefärbten Gläser so verwendet,
dass man das dunklere Glas (Nüance V) dem besseren
rechten, oder in umgekehrter Weise dem schwächeren
linken Auge vorlegt.

Der Contrast und Streit der Farben auf dem zum
Lesen vorgelegten Schriftblatt, und das subjective Missbehagen mit allen den im individuellen Fall vorhandenen
Sehstörungen treten auf das schroffste hervor, sobald man
in der Absicht, den Kranken nur zu erforschen, in einer
der Therapie zweckwidrigen Weise das dunklere Glas
(Nüance V) dem besseren Auge, das hellere Glas
(Nüance III) dem schwächeren Auge vorlegt. Der
Kranke wird dann von den im Experiment schon verschieden gegebenen, von seinen Augen aber noch verschiedener aufgefassten Lichteindrücken, deren Ausgleichung für den Gesunden ein Leichtes wäre, so stark
im Sensorium angegriffen, und mit solchem Erfolge
bezwungen, dass er meistens, alles Widerstandes unerachtet, bald vom Sehen abstehen und die Augen ausruhen lassen oder schliessen muss!

Ganz das Gegentheil aber geschieht, wenn man als
Heilkünstler in umgekehrter und zweckmässiger Weise
die beiden blauen Gläser so verwendet, dass man dem
gesunden, normal auffassenden Auge die schwache
Nüance III, dem unthätigeren Auge die kräftiger gefärbte Nüance V vorlegt. Die angeschaute Papierfläche erscheint dann mit einem Male in einem
für beide Augen gleichen, in einem weichen
und milden, in einem nicht mehr flimmernden,

im geebneten und ruhigen Licht. Die Buchstaben
der Schrift stehen dabei klar, fest, schwarz und leserlich da, und des Kranken besänftigte Augen fühlen sich
davon um eben so viel mehr angezogen, als sie seither
davon abgestossen worden. Ein optisches Behagen entsteht, dem vergleichbar, welches im Bereich der Gefühlsnerven beim raschen Schwinden eines lange quälenden
Schmerzes wohl Jeder einmal empfunden hat.

Und damit kehren die einzelnen Eigenschaften
eines guten Gesichtes, die individuell schon Jahre hindurch vermisst worden, unverzüglich zurück. Wer von
den Kranken aus gestörter binocularer Licht-Combination
bis dahin mühselig und nur mit Anstrengung erkannte,
sieht durch die zu einander zweckmässig gestimmten
Farbentöne plötzlich deutlich; wer kaum einige Secunden hindurch las, und jählings ermüdete, liest oft Stunden lang mit Ausdauer; wer sich den Seh-Objecten
immer mehr und fast bis zur Berührung derselben nähern
musste, gewinnt seine längst aufgegebene normale Sehweite stätig wieder, und wer von Schmerzen oder
wenigstens vom stäten Bewusstsein seiner zu einander
nicht stimmenden Augen gepeinigt und abgezogen wurde,
fühlt sich wieder frei und unbefangen. Einfach in Zu-
rüstung und einfach im Zweck greift ordnend diese
Licht-Therapie in all die Sehstörungen ein, welche nur
scheinbar von verschiedener Natur, eine wie die andere aus derselben Urquelle: „der erschwerten Licht-
Combination", hervorgehen.

IX.

Die Erfolge der Licht-Therapie.

Ohne die bisher üblich gewesenen Heilmethoden zu behindern, oder von diesen in irgend einer Weise abhängig zu sein, verfolgt die neue Behandlung durch das blaue Licht ihren eigenen selbstständigen Weg, und stützt sich auf bestimmte therapeutische Erfolge, die ihr die Netzhaut bewilligt und wie aus erster Hand entgegenbringt.

Obgleich sich alle diese Erfolge, von denen die Rede sein wird, ohne Zweifel einfach auf ein ergiebiger angeregtes Nervenleben zurückführen lassen, und obgleich man zugeben muss, dass in sofern ein Erfolg den anderen schon mit bedingt, und dass z. B. ein Schwachsichtiger, der im blauen Licht deutlicher erkennt, selbstverständlich auch weiter sehen kann: so müssen wir dennoch eifrig bestrebt sein, so zerlegend als möglich zu Werke zu gehen, und jede Erscheinung, die sich hinsichtlich des gehobenen Nervenlebens in der er-

krankten oder verbrauchten Netzhaut empirisch wahrnehmen lässt, einzeln hervorzuheben und je nach ihrer
therapeutischen Zugänglichkeit methodisch zu betrachten.
Denn nur in seinen Aeusserungen ist das Nervenleben
für uns erfasslich und lenkbar und für ein Mittel, welches
wir diesem schwierigen Gebiete der Therapie einverleiben
wollen, müssen wir ganz bestimmte und unumstössliche
Thatsachen, durch welche es seine heilsame Kraft auf
das Nervenleben bekundet, und messbar bewährt, aufzuführen im Stande sein, wenn dasselbe die Aufmerksamkeit verdienen, und sich aufrichtige Vertreter erwerben soll.   Dieser Nachweis tritt um so mehr als
nothwendig in den Vordergrund, da das blaue Licht
seit einer geraumen Zeit in der beschränkten Bedeutung
eines blossen Schutzmittels gegen Helligkeit sich einge-
bürgert hat, und man, ohne eine Ahnung von seinem
umfassenden Werthe zu haben, dasselbe nicht als ein
selbstständiges und positiv wirksames Agens der Therapie betrachtete, sondern als ein nur nebenher und beiläufig unterstützendes Mittel gehandhabt hat.

Deswegen sind mir im Laufe meiner therapeutischen
Beobachtungen vor Allem solche Fälle von Wichtigkeit und für die Mittheilung willkommen gewesen, bei
denen die im weissen Licht daniederliegende und unterdrückte Sinnes-Thätigkeit durch das blaue Licht in
einer ganz bestimmten und einseitigen Beziehung einen hellen Aufschwung nahm, wo also der
blaue Strahl dem Kranken z. B. in der Sehweite statt
einiger Zölle soviel der Fuss-Zahl oder ein anderes Mal
statt einiger Minuten der Ausdauer im weissen Licht
soviel der Stunden gewährte.

Theilt der auf dem wissenschaftlichen Boden der
pathologischen Anatomie Stehende, wie der auf den
empirischen Befund des Ophthalmoscops Zurückgehende
mit begründetem Recht die Kranken nach seinen aufgefundenen Grenzen ein, und sind wir gebunden, diese
Grenze eifrig zu verfolgen: so sollen hier die
Augenkranken einmal je nach den Erfolgen
neben einander gereihet werden, wie sie deren aus den Einwirkungen des blauen Lichtes
theilhaftig sind. Und stimmt man mir darin bei,
dass jede Eintheilung von Krankheitsformen zuletzt doch
auf den therapeutischen Nutzen hinblicken, und
dass die Heilkunde noch anders verfahren muss, als
die reine Naturwissenschaft, die sich selbst zum Zweck
hat: so dürfte auch eine in diesem Schluss-Abschnitte
versuchte Sichtung der Kranken, je nachdem denselben
durch das blaue Licht

1) die Blendung genommen,

2) die Unterscheidungskraft gehoben,

3) die Ferne wiedergegeben,

4) die Nähe zurück erworben,

5) der Schmerz gestillt,

6) die Dauer gesichert wird,

nicht ohne Berechtigung sein.

Diese einzeln aufgeführten Erfolge der Licht-Therapie
sind zum Theil entschieden radicaler Natur. Meine
in eine weit zurückgreifende Zeit fallenden Erfahrungen
sichern mir darüber ein endgültiges Urtheil. Ein anderer
Theil der Erfolge trägt freilich nur den Stempel palliativer Einwirkung, und die Behandlung durch das
farbige Licht ist in sofern eine symptomatische zu nennen.

Aber auch der Werth dieses palliativen Einflusses ist
unantastbar; denn für die in Betracht kommenden Fälle,
denen meistens irgend ein organisch abgelaufener und
nicht wieder rückgängig zu machender Krankheitsprocess
zu Grunde liegt, giebt es zur Zeit kein anderes Ersatz-
mittel. Selten vergeht auch nur ein Tag, der mir nicht
Gelegenheit böte, die gehemmte Sehkraft vieler Menschen,
deren eingewurzeltes Leiden sich gegen jede sonstige
Hülfe fest verschliesst, durch das farbige Licht wieder
in freien Fluss zu bringen.

Und wer wäre endlich sich nicht der Thatsache bewusst, dass bei der Mehrzahl der Augenkranken entweder
nur ein Auge leidet, oder dass die Schwäche des einen
Auges die des anderen mehr oder weniger überwiegt?
Auch für dieses bisher zu wenig beachtete Missverhältniss und für den daraus entspringenden Schaden tritt
das blaue Licht ausgleichend ein, und leistet, rechts und
links verschieden abgetönt, noch abgesehen von den
oben aufgezählten Erfolgen, für die harmonische Wieder-
vereinigung der Augen zuverlässige Bürgschaft.

Das blaue Licht hebt die Blendung, meistens die Wirkung des Lichtes auf ungleich sehkräftige Augen.

Kaum mag es in der Zeichenlehre der Augenkrankheiten noch ein zweites subjectives Symptom geben, das wir so häufig verbreitet finden, als die Beschwerde über zu helles Licht. Dennoch ist dieses Symptom in seiner wesentlichsten Bedeutung bis jetzt verkannt und der Therapie nicht in der rechten Weise zugänglich geblieben. Leidende allerlei Art erheben dieselbe Klage über „Blendung" und in derselben Ausdrucksweise; solche mit wirklicher Hyperästhesie der Netzhaut Behaftete, solche, die von entzündlichen Affectionen befallen sind, wie solche, die an Trübungen und sonstigen organischen Fehlern kränkeln, ja selbst viele sogenannte Gesunde gesellen sich derselben Klage bei, insofern der Eine bei dem Lichtgrade am genauesten unterscheidet, bei welchem der Andere schon durch zu starken Lichtreiz daran verhindert zu werden behauptet. Und da eben die Individualität hier entscheidet, so dürfte es schwer sein, eine Norm-Lichtgränze zu ziehen. Es ist daher verdienstlich, dass

Foerster*) neuerdings über diese Sachlage genauere
Untersuchungen angestellt hat, um einem wesentlichen
Bedürfnisse abzuhelfen, indem er einen photometrischen
Apparat ersann, wodurch es möglich wird, jedwede Beleuchtung, wie sie dem Einzelnen am besten zusagt,
gradweise zu bestimmen, so etwa, wie man die Wärme-
grade, in denen sich der Einzelne am wohlsten fühlt,
am Thermometer abliest.

Aber gegenüber allen diesen sich neben einander
reihenden Specialitäten hat die Klage über Blendung
eine ganz andere selbstständige und practisch wichti-
gere Bedeutung, auf welche die Therapie eingehen muss,
wenn sie mit leichter Hand Unzähligen hülfreich sein
will, denen jede andere noch so wohl berechnete Ra-
dicalkur Nichts nützen kann, weil sie das Wesen der
Blendung nicht trifft.

Die Klage über Blendung gilt nämlich
meistentheils nicht sowohl dem Gefühl eines
unbedingt zu starken Lichteinflusses, sondern
bezieht sich auf die gestörte binoculare Combination des Lichtes, verräth das Vorhandensein zweier ungleichen Augen, von denen das
schwächere Auge die Schuld trägt, und allein
eines gedämpfteren Lichtes bedarf, damit dasselbe fortan aus einem für das gemeinsame
Sehen schädlichen Organ in ein positiv nützliches umgewandelt werde, und damit das
Missverhältniss aufhöre, was der Kranke unter

*) Dr. R. Foerster über Hemeralopie und die Anwendung
eines Photometers im Gebiete der Ophthalmologie. Breslau 1857.

der Benennung Blendung versteht. Von diesem
Cardinal-Fehler der Licht-Combination hängen dann
erst in zweiter Linie die verschiedensten Mängel im Sehen: Schwachsichtigkeit, Kurzsichtigkeit, Dauerlosigkeit,
Schmerzhaftigkeit, als Folgezustände ab. Sie alle weichen
spurlos in dem Moment, wo ihre centrale Ursache „die
Blendung in obigem Sinn" durch einseitige Abschattung gehoben wird.

Eingehend auf das schuldige Auge selbst, werden
wir sehr oft die Erfahrung machen, dass nicht sowohl
dessen Licht-Sinn absolut gesunken ist, als dass in
noch höherem Maasse sein Raum-Sinn gelitten hat. So
ist in ihm der Lichtsinn vorwaltend vor dem Raum-Sinn
geworden, d. h. das Auge leidet an Blendung und bedarf schliesslich des Schattens, damit es in seinen eigenen
beiden Factoren nach Möglichkeit wieder ins Gleichgewicht gebracht, fortan ablasse, auch das andere Auge
durch mitgetheilte Blendung im deutlichen und dauernden Sehen zu stören.

Auf diese Weise erklärt sich der schlagende und
weitumfassende Erfolg der Therapie, den ich bei ungemein vielen und schweren Augenkranken in der einseitigen Abschattung mittels eines blauen Planglases entdeckte, und so nur ist die Sinnes-Verbesserung zu deuten
und der scheinbare Widerspruch zu lösen, den wir so
oft hören, dass der plötzlich wieder sehkräftig Gewordene mit der grössten Entschiedenheit die Objecte heller
beleuchtet (er will sagen „deutlicher") zu sehen behauptet, in dem Augenblick, wo wir ihm vor seinem
schwächeren Auge blauen Schatten gewähren. Indessen
ist die klare Einsicht über diese in der Therapie tief

eingreifende Thatsache zu wichtig, als dass ich sie nicht
in diesem Abschnitte durch mehrere Experimente er-
läutern sollte.

Versuchen wir zunächst einem über Blendung klagenden Kranken, wie er hier gemeint ist, auf die her-
kömmliche Weise durch zwei gleich blau nüancirte Gläser
zu helfen: so fehlt der Erfolg allerdings nicht ganz, indem dabei auch das schwächere Auge bedacht wird,
welches der Lichtmilderung wirklich bedarf. Allein die
Maassregel ist nicht erschöpfend und verfehlt ihren Zweck.
Das Licht ist zwar milder, aber der Unterschied von
Lichtwirkung rechts und links, aus dem die Störung
des binocularen Sehens erwächst, dauert selbst unter
dem gegebenen Schutze fort, wenn auch jetzt in anders
gestimmter Weise. Das, was der Kranke „Blendung"
heisst, ist nicht beseitigt. Die Therapie hat etwas Gutes,
aber nicht das für die individuelle Sinnesstörung Entsprechende gethan. Das nur unter einer anderen Beleuchtung fortbestehende Missverhältniss untergräbt von
Neuem die Function der Augen, der nur scheinbar be-
friedigte Kranke kehrt früher oder später mit seinen
Klagen zu uns zurück.

Hier im Sinnesgebiet spricht sich, nur auf eine fass-
lichere Weise als irgend anderswo, eine alte Erfahrung
aus, die wir so oft machen müssen, wenn ein gepriesenes
Mittel wohl eine Zeit lang hilft, dann aber versagt, und
was man wohl dadurch, dass der Kranke sich schon an
das Mittel gewöhnt habe, zu erklären beliebt. Allein dort
wie hier liegt die Schuld nicht in einer Gewöhnung
an das betreffende Mittel, sondern nur in der ungefähren,
nicht individuell scharf getroffenen Anwendung desselben.

Die Sinnes-Function der Kranken würde durch das gewählte Mittel vollständig geordnet gewesen und auch dauernd gut geblieben sein, wenn man ihm, anstatt z. B. das rechte und linke Auge gleichmässig mit der Nüance IV zu versehen, rechts vor dem besseren Auge Nüance III und links Nüance V oder VI gewährt hätte.

Machen wir demnächst in der Licht-Abschattung eine zweite experimentale Modification, um dem Wesen der einseitig begründeten Blendung entgegen zu wirken, und geben wir von den beiden verschieden sehkräftigen Augen dem gesunden und, wie man leicht glauben könnte, auch deshalb der Blendung zugänglicheren Auge ein milderes Licht, so ist der Erfolg wieder kein günstiger, aber um desto belehrender. Die Sinnesstörung, die der Kranke „Blendung" nennt, mit allen daran haftenden Nachtheilen steigert sich gerade durch den Schatten vor dem sehkräftigeren Auge auf das entschiedenste, weil derselbe hier an der falschen Stelle wirkt und die centrale Disharmonie in unmittelbarster Weise erhöht. Wir sehen in Folge dessen den Kranken alsbald gezwungen, entweder wegen unangenehmer Lichtempfindung oder wegen eines Gehirnschmerzes oder wegen sonstiger Reflexwirkungen an entfernten Stellen des Nervensystems die Augen dicht zu verschliessen.

Die Wahrheit und das richtige therapeutische Verfahren ist in der That darin zu suchen, wo man es bisher am wenigsten zu finden glaubte. In dem für die Auffassung der Objecte weniger brauchbaren und für den Totaleindruck beim Sehen weniger thätigen, oft vermeintlich überflüssigen Auge ist der heimliche Sitz der Blendung. Ihm, dem schwächeren, ist das Licht zu mildern,

nicht, damit es noch mehr abdanke, sondern damit es positiv gehoben und wieder binocular brauchbar
werde und bei schwindender Blendung Klarheit dem gemeinsamen Bilde verleihe, so dass der Kranke im Ge-
genspiel gegen sonst mit beiden Augen zusammen
wieder viel deutlicher als mit seinem gesunden Auge
allein unterscheide.

Diese Hebung der Sehkraft ist eine Thatsache, die
sich Jedem bestätigen wird, der sich nicht mit ein paar
flüchtigen Versuchen begnügt, sondern lange und ge-
duldig mit Experimenten vertraut gemacht hat, die sich
allerdings auf das oft ungeübte Urtheil der Kranken
stützen müssen.

Aber es ist damit eine Methode gewonnen, durch
deren Benutzung die Therapie in der bequemsten Weise
aus den alltäglich wiederkehrenden Verlegenheiten gezogen wird. Das einfache Zutheilen von Licht und
Schatten — nach Umständen verbunden mit einer passenden Schleifung der Gläser — ist die oft einzige Maassregel, um der zahlreichen Klasse von Gesichtsleidenden
zu helfen, denen es unmöglich ist, ihre im Ganzen
wirklich vorhandene, aber durch eine gegenseitige Missstimmung der Augen unverwerth-
bar gewordene Sehkraft nützlich zu verwenden.

Treffen sich fortan als Resultat dieser optischen Behandlung in dem centralen Vereinigungspuncte der Seh-
nerven-Fasern wieder, wie im gesunden Zustande, zwei
leichter mit einander verträgliche Licht- oder Schatten-
Ströme: so äussern sich die Kranken einstimmig günstig
über das unmittelbare Verschwinden ihrer Sehstörungen,
doch drücken sie sich darüber in sehr verschiedenen

und laienhaften Weisen aus, die ich versuchen will treu
wiederzugeben und zu analysiren.

1. Viele sagen: „Der unablässige Schimmer
„oder das Flimmern, wodurch ihnen die deut-
„liche und dauernde Auffassung der Sehob-
„jecte unmöglich gewesen, habe plötzlich auf-
„gehört." Schimmer oder Flimmern ist eine Gesichts-
Affection, welche bekanntlich durch rasch auf einander
oder gleichzeitig erfolgende Einwirkung verschiedener
mit einander contrastirenden Lichtgrade hervorgerufen
wird. Aber dasselbe Ergebniss wird sich herausstellen,
wenn statt der Einwirkung zweier Lichtgrade ein und
dasselbe Licht von zwei verschieden sehkräftigen
Augen empfunden und dem Sensorium zugetragen wird.
Wer könnte demnach den hier gebrauchten Ausdruck
der Geheilten nicht verstehen, und den eingeschlagenen
Weg der Behandlung nicht für den naturgemässesten
erkennen?

2. Andere Kranke sagen in dem Augenblick, wo
wir ihr schwächeres Auge beschatten: „Ein mildes,
„ein weiches und sanftes Licht entstehe, eine
„ungewohnte Ruhe verbreite sich vor ihrem
„Blicke." Auch diese Aeusserung ist eine charakteristische Darstellung von der eintretenden Ausgleichung
disharmonischer, im Streit mit einander gewesenen Licht-
Empfindungen. Die Aeusserung drückt offenbar nur positiv aus, was jene Ersteren negativ durch „Schwinden
des Schimmers" bezeichnen wollten.

3. Noch Andere behaupten: „Die betrachtete
„Fläche (z. B. Papierfläche) würde zwar etwas
„weniger lichter, aber die Gegenstände darauf

„(die Buchstaben) werden um vieles bestimmter
„und klarer." Diese Weise, den veränderten Eindruck zu beschreiben, ist wohl die treffendste, und wird
auch nur von Personen gebraucht, die in der Beobachtung geübt und in der Deutung des Beobachteten ge-
bildet sind.

    Denn der Laie macht gemeinhin keine Beobach-
tungen, sondern bringt uns statt deren seine meist
falschen Reflexionen. Und so leidet auch hier das Urtheil der Menge über die genehmere Umwandlung der
Sinnesaffection sehr oft an Begriffs-Verwechselungen.
Fast von den Meisten hören wir im Moment, wo das
schattige Glas von ziemlicher Intensität vor ihr schwächeres Auge tritt, die Behauptung: „sie sähen bedeutend heller". Selbstverständlich liegt in dieser Behauptung ein physikalischer Widerspruch, und offenbar
soll durch dieselbe gesagt werden: „sie sähen klarer
und deutlicher".

    Deshalb muss der Augenarzt für dergleichen Unter-
suchungen wohl geübt sein, ehe er mit allen solchen
Fehlschlüssen bis ins Einzelne vertraut wird, und die
Kranken auch in ihren falschen Beurtheilungen und Ausdrücken sogleich richtig verstehen lernt. Aber die
Leichtigkeit, mit welcher gerade hier über das in der
innersten Sinneswahrnehmung eigentlich Vorgehende Ver-
wechselungen und Trugschlüsse gemacht werden, spricht
meines Erachtens um so entschiedener für die Zweckmässigkeit und das Treffende des gegen die binocularen
Gesichts-Störungen aufgefundenen Heilmittels.

    Als eigenthümlich, und nur des eben berührten Ver-
ständnisses wegen, liessen sich noch manche bildliche

Darstellungen aufführen, welche andere Kranke aus ihrer
Individualität heraus über das in ihrer Licht-Combination
Vorgehende vergleichsweise gebrauchen. Bequeme Personen drückten sich über die Wirkung des schattigen
Glases vor ihrem schwächeren Auge wiederholentlich aus:
„es komme ihnen so vor, als ob sie sehr müde
„sich in einen Lehnstuhl niederliessen", Empfindliche: „es wäre ihnen zu Muthe, als ob Küh-
„lung auf einen entzündeten heissen Theil
„käme", und ein Kirchlichgesinnter äusserte: „er
„möchte die Einwirkung damit vergleichen,
„als ob es vor seinen Augen Sonntag würde",
d. h.: seine seit geraumer Zeit gereizten und angestrengten
Augen fanden endlich die längst ersehnte Ruhe oder
befriedigende gegenseitige Ausgleichung, und unwillkürlich wird man hier an Goethe's Betrachtung erinnert, dass die Farben, vermittelt durch den Sinn des
Auges, bestimmte Wirkungen auf das Allgemeingefühl
ausübten, die sich unmittelbar an das Sittliche anschlössen,
das Gemüth beherrschten und Stimmungen desselben hervorzurufen im Stande seien.

   Alle diese Ausdrücke und bildlichen Vergleiche, wie
man sie charakteristisch aus dem Munde des Volkes vernimmt, kommen darin überein, dass durch die Abschattung des schwächeren Auges etwas Zweckmässiges und
Wohlthuendes, etwas den inneren Zerwürfnissen des optischen Apparats Entgegenkommendes geschieht. Der
Schatten paralysirt nicht nur die störende Wirkung des
schwächeren Auges, nein, er wandelt eben in der Eigenschaft als blauer Schatten das bisher störende Auge geradesweges in ein brauchbares um.

Und da in diesem Sinne die Hälfe eine positive
ist, so leuchtet schliesslich auch ein, dass die Dunkelheit des schattigen Glases keine willkürlich starke sein
darf, sondern ihre ganz bestimmte rationelle Grenze
hat, bis zu der man mit vermehrtem Nutzen steigen
kann. Ueber diese hinaus gewinnt das schattige blaue
Glas nicht nur die werthlosere Bedeutung der Negation,
in welchem Sinn man wohl bisweilen schon ein dunk-
leres Glas vor das schwächere Auge setzte, sondern der
Kranke bekommt das deutliche Gefühl, dass ihm durch
das zu schattige Glas vor seinem schwächeren Auge für
das gemeinsame Sehen Licht geraubt wird.

Dem praktischen Talente des Therapeuten ist es
aber vorbehalten, so in der Wahl des Doppellichtes das
Rechte zu treffen, dass der Klage über Blendung gegenüber die harmonische Zusammenwirkung der Augen
wieder ihr grösstes Maass gewinne. Reich und vielfältig
sind dann auch die Erfolge dieser harmonischen Zusammenwirkung, welche wir in besonderen Abschnitten
noch darlegen werden. Die Deutlichkeit kehrt mit
dem Schwinden der Blendung zurück, die zusammen-
gerückte Sehferne dehnt sich wieder aus, die Dauer
wächst, der Schmerz schweigt, mit einem Wort, die Ar-
beitsfähigkeit, so oft der Inbegriff irdischen Glückes,
ist mit Beseitigung der centralen Combinations-Störung
wieder hergestellt.

Das blaue Licht erhöht die Unterscheidungskraft und giebt Deutlichkeit.

Das schwachsichtige Auge bedarf, ohne viel Licht zu ertragen, dennoch einer stärkeren Sinneserregung. Dieser doppelten Anforderung zu entsprechen ist das blaue Licht ganz geeignet. In ihm ist der scheinbare Widerspruch gelöst, dass Schonung und stärkere Erregung mit einander zur Möglichkeit werden können. Durch seine äusserst leisen Schwingungen berührt dasselbe nur weich und schonend die Netzhaut, aber durch die Zahl der Vibrationen, worin es die übrigen farbigen Lichter überflügelt, ist es im Stande, dennoch bei weitem nachdrücklicher auf die Netzhaut einzuwirken und da, wo sie zu empfindungslos geworden, durch die Art seines Anschlages mehr zu erregen, und mehr zu leisten als die übrigen farbigen Lichter.

So kann das blaue Licht den Gesichts-Sinn in seiner Gereiztheit besänftigen, und dennoch dabei aus seiner Schwäche erwecken. Quantitativ geringer und minder als das weisse Licht — denn es ist ja nur ein Theil desselben — hilft es dessenungeachtet der gesunkenen Wahr-

nehmung der Netzhaut durch die Geschwindigkeit seiner
Wellen qualitativ empor. Denn die Sinnesorgane allzu-
mal sind naturgemäss dazu eingerichtet und angewiesen,
den Anstoss zu ihrer Function nicht wie durch einen ner-
vigen Schlag, sondern durch viele kleine Actionen zu
bekommen. Auf die Summe dieser kleinen Actionen
kommt es zuletzt an, wie schwach oder wie stark das
Sensorium davon erregt wird. Je grösser diese Summe,
desto stärker die Wahrnehmung. Das Bild auf der Geld-
münze und das Bild auf der Netzhaut stehen sich in
der Art ihrer Entstehung schnurstraks gegenüber; aber
das von blauen Strahlen wie auf die Netzhaut hinge-
hauchte Bild trägt an feiner Ausführung und Schärfe von
Allen die höchste Vollendung in sich!

Nur aus dieser, auf die Organisation der erkrankten
Netzhaut höchst wunderbar passenden physikalischen Beschaffenheit des blauen Lichtes konnte ich den Schlüssel
für die mancherlei sprechenden Thatsachen finden, welche
ich im Laufe einer langen Beschäftigung mit Schwachsichtigen allerlei Art über die unmittelbare Kraft
dieses Lichtes auf Belebung der gesunkenen optischen
Energie zu machen Gelegenheit hatte. Von solchen
Thatsachen will ich hier nur folgende hervorheben:

1. Ein mässig Schwachsichtiger, der in einer ihm
vorgelegten Reihenfolge von Schriftproben nur eben noch
die allergrössten Druckschriften erkennt, kann durch
Vermittelung eines einfachen blauen Glasscheibchens,
welches in der Tiefe der Nüance genau dem Grade seiner Amblyopie entspricht, geläufig auch in die kleineren
und mit einiger Anstrengung selbst bis in die kleinsten
Druckarten hinein lesen.

2. Ein in noch höherem Grade schwachsichtig Gewordener, der auch die grössten Druckschriften schon gar nicht mehr unterscheidet, fängt an, sobald man seine Netzhaut erst eine Zeitlang unter den Einfluss tief blauer Strahlen gebracht hat, die Druckschriften zu unterscheiden, wenn auch zuerst nur in kurz vorübergehenden Zeitabschnitten.

Am wirksamsten ist dieser Belebungsversuch durch gefärbte Planscheibchen, wenn man mit der Verwendung des blauen Lichtes in ähnlicher Weise, wie bei einem durch Frost Erstarrten mit der Verwendung der Wärme, Geduld übt, und vorsichtig so verfährt, dass man das schlummernde Auge zuerst unter die dunkelsten Nüancen versetzt, welche aus grossem Mangel an gelben und rothen Strahlen sehr schonend, aber freilich deshalb auch zu lichtraubend sind, um ein wirkliches Erkennen zuzulassen. Geht man aber alsdann ganz allmählich zu den helleren Nüancen über, so findet sich in der Reihenfolge Eines der Glasscheibchen, bei welchem das durch die vorausgegangenen tiefer abgeschatteten Scheibchen besänftigte und stufenweise vorbereitete Auge plötzlich functionsfähig wird und thatsächlich erkennt.

3. Diesen Versuch kann man dadurch noch wesentlich erfolgreicher machen, wenn man vorher den fast bei jedem Schwachsichtigen veränderten Accomodations-Zustand auszumitteln sucht, und statt einer Reihenfolge blau abgeschatteter Planscheibchen zweckmässiger noch eine Reihenfolge verschieden stark gefärbter Convex- oder Concav-Gläser von einer bestimmt zusagenden Schleifungs-Nummer zur Anwendung bringt, oder auch indem man selbst durch ein stärker gewähltes Convex-

Glas, als es der im speciellen Fall veränderte Accomodations-Apparat erheischt, das durch den Mangel an
gelben und rothen Strahlen äusserst schwache, fast nur
auf blaue Strahlen beschränkte und in sofern unzureichende Licht in grösserer Menge auf die unempfind-
liche Netzhaut concentrirt.

4. Aus einem leicht zu wiederholenden Experiment
kann man die belebende Kraft des blauen Lichtes noch
in einer anderen Weise erkennen, wenn man darauf
achtet, wie das amblyopische Auge, welches einem kleinen Gegenstande, den es wahrnehmen will, bei weissem
Lichte sich ganz dicht annähern muss, unter einem
blauen Planscheibchen — das ihm die rothen und gelben
Strahlen in gehörigem Grade absieht — sich leicht um
das Doppelte und mehr von demselben Gegenstande
entfernen kann, ohne deshalb, wie im weissen Lichte
zu sehr an Deutlichkeit einzubüssen. Die bessere Qualität des Lichtes, welche sich nahe und fern gleich
bleibt, ersetzt die grössere Quantität, welche an
die Nähe gebunden ist.

5. Und wie zusagend diese Qualität wirkt, geht
bei diesem Versuche auch ausserdem aus dem Umstande
hervor, dass, während im weissen Lichte das amblyopische
Auge, um dauernd zu sehen, sich allmählich dem Gegenstande immer mehr nähern muss, dasselbe unter blauem
Lichte im Gegentheil ohne Einbusse an Deutlichkeit sich
immer mehr und mehr davon entfernen kann.

6. Hierher gehört ferner eine Erscheinung, die
schon an der Grenze des physikalischen Gebietes steht,
und in den Bereich organisch lebendiger Aeusserungen
übergreift. Wir überzeugen uns, wie ein durch die schmei-

chelnden Berührungen des blauen Lichtes zum Sehen
erwachtes Auge in dieser seiner Thätigkeit noch eine
ganze Weile gleichmässig ausharrt, auch wenn das blaue
Glasscheibchen in demselben Moment, wo es seine Wirkung auf die Netzhaut gethan hat, schon wieder rasch
entfernt worden war.

7. Schliesslich gedenke ich des wichtigsten ganz
in das Vitale hinüberspielenden Vorganges radicaler Heilung, dass nämlich in einem amblyopischen Auge, welches zeither kaum grobe Umrisse unterschied, unter der
mild anregenden Wirkung des blauen Lichtes die feineren
und feinsten Bilder flüssig und flüssiger wurden, bis sie
nach genügender Uebung des Auges im erleichternden
Medium auch ohne dasselbe dauernd flüssig
blieben, gleich den Blutkügelchen in den Lungen des
wiederbelebten Asphyctischen. Hiernach sind, dem le-
bensfähigen Organismus gegenüber, die blauen Strahlen
im weissen Lichte genau das, was der Sauerstoff in der
Zusammensetzung der atmosphärischen Luft bedeutet.

Die überraschendsten in diese Analogie einschlagen-
den Beobachtungs-Fälle haben sich mir von Zeit zu
Zeit dargeboten, indem nach vorausgegangenem jahrelangen Stumpfsein, durch die methodische Anwendung
des blauen Lichtes, sich ein deutliches und scharfes Un-
terscheidungs-Vermögen in raschem Uebergange, ja mit
stürmischen Erscheinungen, und unter Schmerzgefühl neu
entfaltete, so dass Einhalt gethan werden musste, um
den Gewinn nicht wieder zu zerstören.

Und wenn dergleichen Beispiele von acutester Heilung freilich nicht zu den häufigsten gehören, so sind
sie deswegen nicht weniger lehrreich. Sie scheinen nur

zu beweisen, dass in derartigen Fällen der optische Leitungs-Apparat von solchen materiellen Hindernissen frei
geblieben sein mag, welche sonst der Functionsbelebung
durch das blaue Licht einen unbedingten oder einen nur
allmählich zu besiegenden Widerstand zu leisten pflegen.

Der Werth des blauen Lichtes, auch palliativ eine grössere Deutlichkeit und bessere Wahrnehmung der Sehobjecte zu gewähren.

Die radicale Heilung der Schwachsichtigkeit,
von welcher eben die Rede war, ist nicht das alleinige
und abgeschlossene Ziel, das wir mit dem blauen Lichte
verfolgen. Im Gegentheil, dieser äussersten Anforderung der Therapie gegenüber läge sein Werth in den
ziemlich beschränkten Grenzen so vieler anderer schon
versuchten Mittel, die uns öfter im Stich lassen als unseren Erwartungen und Wünschen entsprechen. Der
grosse Vorzug des blauen Lichtes, den ich hier zur Anschauung und zur Anerkennung bringen möchte, ist in
seiner gleichzeitigen palliativen Heilkraft enthalten, indem dasselbe fast überall mit Leichtigkeit solcher
Modificationen in der Verwendung fähig ist, wodurch die
geschwundene Deutlichkeit der Sehobjecte auch solchen
Schwachsichtigen wiedergegeben werden kann, bei welchen unbedingt unheilbare Zustände zu Grunde
liegen und die klare Auffassung verhindern. Mit dieser
Eigenschaft des blauen Lichtes vertraut, werden wir gar
viele Unglückliche nicht heilen, aber wir werden sie
wieder dahin bringen, genau genug zu unterscheiden,
wir werden im Stande sein, durch das blaue Licht ihre

eigentlichen Wünsche zu befriedigen, d. h. sie zu befähigen, wieder wie in den Zeiten ihrer vollkommenen Gesundheit die Aufgaben ihres Berufes zu lösen.

In Bezug auf den Werth der palliativen Licht-Therapie muss ich aber vor Allem einen Umstand hervorheben, welcher im Stande ist, ihr ein unendlich grosses Gebiet zu eröffnen, den nämlich, dass bei den wenigsten an Augenschwäche Leidenden das Unvermögen, genau zu unterscheiden, auf einer gleichmässigen Behinderung beider Augen beruht, sondern dass die Seh-schwäche in der Regel einseitig entsteht, und sich aus irgend einem kleinen störenden Fehler des einen Auges herausbildet, welcher — so verschiedener Art er auch sein mag — hinreicht, um den ganzen in einander greifenden Act des Sehens zu verwirren und mit der Zeit die Wahrnehmung mehr und mehr zu untergraben.

Gelingt es uns, diesen einen Fehler auf eine leichte Weise auszugleichen und auch nur palliativ unschädlich zu machen, so sind wir dadurch auch befähigt, die begonnene gegenseitige Störung der Augen selbst noch nach Jahren wieder in eine gegenseitige Unterstützung zu verwandeln und den Knoten zu lösen, woran das Unvermögen, deutlich zu unterscheiden, bei den Meisten geknüpft war. Das Mittel dazu ist diejenige Verwendung des Lichtes, wobei das schwächere Auge ein um so intensiveres (wahrnehmbareres) Blau erhält, als es eben im Vergleich zu dem anderen Auge weniger wahrnimmt, namentlich die einseitige Abschattung.

Ein Kranker mit zwei verschieden starken Augen
sieht jedenfalls die Objecte in dem Maasse undeutlicher
als er der Hülfe seines schwächeren Auges entsagen
muss. In dieser einfachen Entbehrung liegt aber noch
das günstigere Verhältniss. Viel häufiger gereicht das
schwächere linke Auge dem besseren rechten Auge geradesweges zum Nachtheil, ist ein die Auffassung der Sehobjecte störendes Organ, und lässt die Gegenstände durch
sein Zuthun undeutlicher, je nach dem Ausdruck des Kranken, „verwischt, unklar, blasser, flimmernd,
unruhig, entrückter, wie durch einen Flor, wie
durch einen Nebel" erscheinen. Der betreffende
Kranke sieht unter diesen Umständen momentan besser,
sobald er sein linkes schwächeres Auge schliesst, um
das rechte Auge allein zu benutzen.

Solchem Uebelstande, an welchem bei weitem die
Mehrzahl der Schwachsichtigen in verborgener Weise
leidet, ist man im Stande augenblicklich zu begegnen,
sobald man die durch das schwächere Auge dem Gehirn zuströmende Lichtmenge qualitativ umändert, und
um so viel, als das schwächere Auge weniger wahrnimmt, an blauen Strahlen reicher, d. h. wahrnehmbarer macht. Und zwar erreicht man durch diese, für
das schwächere Auge allein angewandte physikalische
Lichtverbesserung je nach der Stelle, an welcher jener
oben erwähnte, die Schwachsichtigkeit anbahnende Fehler sich befindet,

dreierlei Resultate:

1. Man übt bei einer wohl am stärksten vertrete-
nen Klasse von Schwachsichtigen durch das rechts und

links anders wirkende Licht einen directen Einfluss
auf den Centralpunkt des optischen Apparats
aus. Die dort aus den beiderseitigen verschieden wahrnehmbar zugerichteten Lichtströmen sich entwerfenden
Bilder werden schärfer, ohne dass das schwächere
Auge selbst in seiner Unterscheidungskraft dabei irgend gehoben wird. Denn der Gewinn, der sich beim
Doppelgebrauch der Augen (des unbeschatteten guten,
und des blau beschatteten schwachen Auges) in der
schlagendsten Weise geltend macht, sinkt fast auf Null
herab, wenn man gleich darauf den Vortheil ermisst,
der in solchen Fällen nach Schliessung des rechten Auges
für die isolirte Thätigkeit des linken Auges aus der
blauen Abschattung erzielt wird. Das schwache linke
Auge einzeln durch das nüancirte Licht behandelt,
bleibt weit oder ganz hinter den Erwartungen zurück,
die man vorher aus der erheblichen Verdeutlichung der
Sehobjecte für dasselbe hegte. Der im gemeinsamen
Gebrauch seiner Augen gehobene Kranke pflegt auch in
der Regel aus eignem Antriebe diesen Einzelversuch an-
zustellen und ist erstaunt, wie das unter dem blauen
Lichte eben noch so energisch sich betheiligende schwächere Auge, für sich allein doch unter dieser Hülfe
nichts vermag. Der Vortheil kann und muss also noth-
wendiger Weise erst auf dem weiteren und tieferen optischen Wege, erst da zur Verwirklichung kommen, wo
die Verschmelzung der beiderseitigen Lichtströme vor
sich geht, das ist, im Centralpunkte des Sensoriums.

2. Bei einer anderen Klasse von Kranken hebt
man durch den dunkler blauen Lichtstrom die Function des schwächeren Auges selbst unmittel-

bar, und ohne dass wiederum dabei die centrale Lichtmischung irgend in Betracht kommt.

Hat man in solchen Fällen das rechte gute Auge durch Schliessen ausser Mitwirkung gebracht, und das linke Auge ist seinerseits gänzlich ausser Stande im weissen Lichte zu lesen, so wird ihm die Fähigkeit dazu unverzüglich gegeben, sobald man ihm die richtig passende blaue Nüance vorlegt. Oder liest in anderen Fällen das Auge unbewaffnet allenfalls noch die grösste Probeschrift No. 20., so treten ihm nach der Anwendung des blauen Planscheibchens auch noch die kleineren Probeschriften bis auf 19, 18, 17, ja noch kleinere klar und leserlich entgegen.

3. Und endlich muss ich noch derjenigen Klasse von Kranken Erwähnung thun, bei welcher die beiden eben von einander getrennt dargestellten, und eigentlich hinter einander folgenden Heilgebiete der einseitigen Abschattung, mit einander in Schwingung versetzt werden und zu einander in Wirkung treten. Unverkennbar findet hier die Behandlung durch das modificirte Licht ihren günstigsten Boden, und wir sehen, wie ein Minimum an Ueberschuss von blauen Strahlen, von der bedürftigen Seite her gegeben, die Lichtbahnen an den schwierigen Stellen ebnet, und wie die rechts und links in leiser Verschiedenheit Beschatteten mit Einem Male ihres Grundübels überhoben werden. Wir besitzen darin das für Niemand verschlossene Auskunftmittel, auch in den Fällen noch Deutlichkeit und Arbeitskraft in der ausgedehntesten Weise zurückzubringen, bei welchen schon

die anstrengendsten Kurversuche zur radicalen Heilung sich vergebens erschöpfen mussten!

So wenig man die Physiologie eines Wagschlusses zeihen kann, wenn sie durch das Experiment die rasche Ausgleichung von rechts und links verschieden intensiven Farbengläsern nachweist, so wenig kann man, meiner Ansicht nach, der hier genau sich anschliessenden therapeutischen Anschauung etwas Unwahrscheinliches vorwerfen. Der krankhaft vorgegangenen Aenderung wird eine entsprechend physikalische Einrichtung zur Ausgleichung gebracht, und es ist eine augenscheinliche Thatsache, dass die Abschattung der linken (schwächeren) Netzhaut das Centrum trifft, und dass die dort erfolgende günstige Einwirkung, in eben dem Maasse weiterstrebend, zuletzt dem rechten Auge zu Gute kommt, um dessen ungetrübte Function es sich lediglich bei so vielen Kranken noch handelt.

Also rückgängig und von der Kehrseite her wird die rechte, bereits mit in den Verfall gezogene Netzhaut für den aufzufassenden Sinnes-Eindruck wieder empfänglich und geschickt gemacht.

Aehnlich, wie in der Daguerreotypie die Strahlen auf einer verhältnissmässig sorgfältiger vorgerichteten Metallplatte, muss das jetzt auf des Kranken rechte Netzhaut fallende Licht ein im Ganzen wohl weniger helles, aber ein in seinen Umrissen schärfer abgesetztes, ein viel klareres, wirksameres, fasslicheres und unterscheidbareres Bild entwerfen. Mitten durch den lebenden Organismus hindurch und von einer Oberfläche zur andern dringen die ordnenden Schwingungen des Lichtes

zur Wiederherstellung einer reineren sensoriellen Perception.

Und noch mehr! Ist das r e c h t e, bereits die Deutlichkeit versagende Auge durch Zuführen eines anregen-
deren und schonenderen Lichtes von der linken Netzhaut her einmal zur besseren Wahrnehmung der Objecte
gestimmt worden: so verbleibt ihm noch eine geraume
Zeit hinterher dieselbe Fähigkeit des schärferen Erkennens, auch wenn man das ursprünglich hülfreiche Glas
von dem l i n k e n Auge schon längst entfernte. So wirkt
die auf einem Umwege herbeigeführte Umstimmung des
optischen Apparats nachträglich fort, bis der frühere
Feind — das weisse Licht des linken Auges — auf demselben Umwege dem rechten Auge die Deutlichkeit allmählich wieder verwischt und schwinden heisst!

Das e i n f a c h s t e V e r f a h r e n, dessen man sich
bei sämmtlichen Kranken der drei genannten Klassen
bedienen kann, um sich von dem Vortheile der einseitigen
Lichtverwendung zur Beschaffung grösserer Deutlichkeit
zu überzeugen, besteht nach meiner Erfahrung darin,
dass man die Kranken zum Versuch mit beiden geöffneten Augen in einer dazu geeigneten Schrift ohne
Unterbrechung lesen lässt, während man abwechselnd
bald ihr rechtes, bald ihr linkes Auge mit dem blauen
Planscheibchen abschattet, um die Wirkungen zu vergleichen.

R e c h t s dem besseren Auge vorgelegt, raubt das
Glas ohne Noth zu viel der gelben und rothen Strahlen,
das Papier erscheint merklich blau, zu dunkel, und nähert sich in sofern der schwarzen Farbe der darauf be-

findlichen Buchstaben, die sich deshalb weniger scharf
absetzen, und durch den geringeren Contrast an Deutlichkeit verlieren.

Links vorgelegt, macht dasselbe Glas (z. B. Nüance VI), welches drüben das Papier sehr dunkelblau
gefärbt erscheinen liess, dem überraschten Kranken vor
seinem Auge — weil es eben weniger wahrnimmt —
kaum einen blauen Eindruck. Die Papierfläche wird nur
um ein Weniges und zwar sehr angenehm in ihrem bis
dahin blendenden Scheine gemildert. Licht- und Orts-
Sinn des betreffenden Auges befinden sich im Gleich-
gewichte. Der Kranke geniesst den nöthigen Schatten,
ohne, wie vor dem rechten Auge, Licht zu vermissen.
Sein Sensorium wird richtig gestimmt, ohne dass derjenigen Netzhaut, in welcher ihm die Hauptfäden seines
Gesichtes auslaufen, im Mindesten Etwas in den Weg gelegt wird.

Und die Sehobjecte — hier die Buchstaben — wie
gewinnen diese durch den dem linken (schwächeren)
Auge gewährten Schatten ein anderes erfreuliches An-
sehen! Schwarz und scharf, wie elegante Typen dem
nachlässigen Zeitungsdruck auf grauem Papier gegenüber,
setzen sie sich in ihren Umrissen deutlich gegen die
jetzt nicht mehr blendende, aber angenehm helle Fläche
ab, heben sich vom Grunde los, und treten so klar entgegen, „als ob, wie der Kranke selbst sagt, zwei Augen
„statt eines sie in sich aufnähmen, ja als ob in umge-
„kehrter Weise gegen sonst das blau beschattete Auge
„jetzt entschieden thätiger wäre als das andere, und
„doch sei dem nicht so; denn versuche er das rechte

„Auge zu schliessen, so sehe das linke Auge fast so un-
„klar als vorher im unbeschatteten Zustande."

Eine ähnliche Täuschung geht hier, namentlich bei
dem Kranken der ersten Klasse, vor, wie sie uns von
den Gefühlsnerven des Amputirten wohl bekannt ist.
Wie dieser den Schmerz in den längst verlorenen Fuss
verlegt, so bezieht der vor seinem längst schwach gewordenen Auge mit einem blauen Glase Versehene das,
was in seinem Gehirn vorgeht, nur auf das excentrische
Organ, doch mit dem wesentlichen Unterschiede, dass
er von der vorgehenden Einwirkung einen reellen Nutzen
hat, da es hier auf die Erregung selbst ankommt,
und nicht erst wie dort, bei dem Amputirten, auf eine
davon abhängige Bewegung, die nicht mehr Statt
finden kann.

Die schwächere Netzhaut ist gewöhnlich in ihrer
ganzen Flächenausbreitung der Abschattung bedürftig,
damit sie bei dem gemeinsamen Dienste beider Augen,
statt störend, wieder nützlich mitwirke. Aber als eine
Besonderheit kommt es auch vor, dass die schwächere
Netzhaut nur in einzelnen bestimmten Punkten leidend
ist. Dann ist die Folge davon, dass auch nur einzelne
undeutliche Stellen auftreten, die sich beim Gemeinge-
brauche der Augen durch Verdunkelung, Blendung oder
Flimmern im Gesichtsfelde bemerklich machen. Durch
die blaue Abschattung bei der Augen können wir zwar
diese Flecken mildern, durch die des schwächeren
Auges aber unverzüglich auslöschen.

In manchen mir sehr lehrreichen Fällen war gerade die von der macula lutea aus nach Innen oder nach

Aussen hin sich erstreckende Hälfte der Netzhaut des
einen (linken) Auges leidend. Die Kranken lasen wohl
mit dem rechten Auge allein geläufig, mit beiden Augen
gemeinsam aber erschien ihnen je nach Umständen nur
der Anfang oder das Ende der Zeilen deutlich. Durch
den Beistand eines schwach blauen Plangläschens von
der linken Seite her standen diesen Kranken zu ihrer
freudigsten Ueberraschung sofort die einzelnen Zeilen
nach beiden Enden hin in grösster Klarheit vor Augen.
Besonders denjenigen, welche beim Lesen jedesmal den
Anfang der Zeilen mühselig hatten aufsuchen müssen,
ward dadurch eine wesentliche Hülfe gewährt.

Kurz, das Ziel, welches man gar oft durch eine
lange Reihe von therapeutischen Versuchen und aufer-
legten Entbehrungen für alle diese Gesichts-Leidenden
vergeblich erstrebt hatte, ward durch die eigentliche
und passende Entbehrung, nämlich einer geringfügigen Menge Lichtes, nur von der einen Seite her, mit
dem ersten Augenblick erreicht.

Casuistik.

Fall 13 bis 18.

Fall 13.

Blaues Licht hebt die Unterscheidungskraft und
bringt den von der Netzhaut nicht mehr in Spannung erhaltenen Accomodations-Apparat zu neuer
Lebensäusserung.

Der Klempner G. Schulz hatte schon von Kindheit an
mit solcher Schwachsichtigkeit zu kämpfen, dass ihm das

Lesenlernen nur mit Anstrengung gelang. Seine spätere
Beschäftigung mit Metallarbeiten und namentlich mit Löthen
war nicht geeignet, seinen Augen eine Erholung zu verschaffen. So las S c h u l z in seinem 21sten Jahre mit unbewaffneten Augen nur eben noch die J ä g e r 'sche Schriftprobe
No. 10., und zwar genau in der Entfernung von 1 Fuss. Er
las sie **n i c h t n ä h e r** aus mangelnder Accomodationskraft,
n i c h t w e i t e r aus fehlender optischen Energie. Dem Kranken war bis dahin Nichts übrig geblieben, als sich durch
eine starke Convex-Brille (No. 15.) für seine Arbeit tüchtig
zu machen, wenn auch dabei das Gefühl der Anstrengung
ihn nie verliess, und die Nothwendigkeit einer unablässigen
Unterbrechung nicht aufhörte.

Hier galt es einen für die Licht-Therapie geeigneten
Fall, wie solche für den Kenner unzählige vorkommen. Als
ich eine blosse Planbrille in Nüance IV anwandte, hob die
wahrnehmbarere Lichtart die Unterscheidungskraft bis soweit, dass der Kranke statt der No. 10. mit Leichtigkeit
No. 5. der J ä g e r 'schen Schriftproben las, und zwar bis in
eine Nähe von 7 Zoll und bis in die Entfernung von 2 Fuss.

Die zur Unterstützung der Accomodation alsdann noch
getroffene Combination der blauen Lichtart mit einer Convexschleifung No. 30. steigerte nicht nur die Möglichkeit,
feine Objecte bis in die grösste Nähe zu unterscheiden, sondern gab auch nach der anderen Richtung hin eine Sehferne
von 2 Fuss und 6 Zoll.

Der Kranke, welcher bereits der Nothwendigkeit ge-
folgt war, seinen Beruf zu vertauschen, kehrte sofort in seine
frühere Thätigkeit zurück, und nach kaum drei Monaten
hatte sich unter der Arbeit sein Zustand soweit gebessert,
dass ich mit Nutzen auf eine schwächere Farbenwandlung
und schwächere Lichtbrechung zurückgehen konnte. Bei
einer Brille

$$+ \ 50 \ \text{in Nüance III}$$

hatte fortan die Netzhaut ihr richtig belebendes Licht, und

unter ihm auch die Fähigkeit, den Accomodationsmuskel
zur dauernden Einstellung für die Nähe festzuhalten.

Als ich zu wiederholten Malen zum Gegenversuche
weisse Convexgläser von den verschiedensten Schleifungen
unterschob, wurden diese stets mit derselben Entschiedenheit als unwirksamer und als schmerzerregend zurückgewiesen.

Bei der angestellten ophthalmoscopischen Untersuchung
gab sich deutlich eine Vermehrung und Hyperämie der
Retinalgefässe zu erkennen. Ich belästigte aber auf diese
Thatsache hin den Kranken nicht mit Blutentziehungen oder
sonstigen Ableitungen, da die Erfahrung mich zur Genüge
belehrt hat, dass in chronischen Fällen dergleichen Maassregeln eben so wenig die venösen Stauungen des Augengrundes beseitigen, als man weiss, dass dieselben bei Vari-
cositäten der Unterschenkel ohne nennenswerthen Erfolg sind.

Fall 14.
Einseitige Abschattung giebt Deutlichkeit und Dauer.

Der Forstmann Herr Dr. F........., 40 Jahre alt,
trug bei seinen wissenschaftlichen Arbeiten bereits seit funfzehn Jahren Convex-Brillen, und war in deren Schärfe bis
zu No. 40. gestiegen, ohne dass ihm dieselben den gewünsch-
ten Erfolg, namentlich die nöthige Ausdauer beim Sehen
gewährt hatten. Meine Vermuthung über die einseitige Begründung dieser Sehschwäche bestätigte sich vollkommen,
als ich im Mai 1854 die Augen einzeln prüfte.

Das rechte Auge war tadelfrei, und hatte sich der
Kranke daher auch gewöhnt, dasselbe nach Schliessung des
linken Auges allein zu gebrauchen, wenn es galt, feine en-
tomologische und ähnliche Unterschiede festzustellen. Das
rechte Auge vermochte die Schrift auf dem Thalerscheine
zu lesen.

Das linke Auge dagegen war schwachsichtig, las nur mit Anstrengung und bei möglichster Annäherung bis auf die kurze Dauer von drei Secunden die Jäger'sche Schriftprobe No. 8. Dasselbe fand die überraschendste Hülfe in einem einfachen blauen Planglase, las dadurch sofort die feinere Schriftprobe No. 4., und sah im Verhältnisse zu der gewonnenen Deutlichkeit auch weiter und dauernder als zuvor.

Nicht zu verkennen war also, dass in der schädlichen Mitwirkung des linken Auges der Grund für die unzureichende Thätigkeit des rechten Auges zu suchen sei, und ich konnte ebenso hoffen, dass durch die einseitige Anwendung eines wahrnehmbareren blauen Lichtes das linke Auge in ein nützliches Organ umgewandelt werden und dadurch das Zusammenwirken beider Augen günstig von Statten gehen werde. Statt der bisher gebrauchten Convexgläser No. 40. wurde also demgemäss verordnet:

1) eine Plan-Brille,

      Plan in weissem Glase rechts,

      Plan in blauer Nüance IV links;

2) eine Convex-Brille,

      Convex 80 in Nüance II rechts,

      Convex 80 in Nüance IV links.

So einfach ungekünstelt diese Maassregel war, so erschöpfend war der Erfolg eines optischen Mittels, das den Grundfactoren der individuellen Sehschwäche entsprach. Herr Dr. F. beschäftigte sich, nach seiner Heimath zurückgekehrt, während des ganzen Sommers 1854 täglich 5 bis 6 Stunden und nur unter Benutzung der einseitig gefärbten Plan-Brille mit der genauen Durchsicht seines Herbariums und mit ähnlichen Arbeiten, die er längst aufzugeben gezwungen gewesen. Erst an den kürzer werdenden Herbst- und Wintertagen wurde für die Zeit der künstlichen Beleuchtung die einseitig abgeschattete Convex-Brille No. 80. in Anwendung gezogen.

Ein als Gegenexperiment angestellter Versuch, die Brillen umzukehren, so dass die Beleuchtung der einzelnen Augen vertauscht wurde, zerstörte sogleich die Totalwirkung. Bei fortgesetztem Gebrauche der blauen Plan-Brille erholten sich die Augen, und gewannen auch die Fähigkeit, ohne Unterstützung zeitenweise genau genug zu unterscheiden. Der Kranke unterliess es nicht, im Interesse der Sache mir auch später über die Nachhaltigkeit seiner Kur Mittheilungen zu machen.

Fall 15.

Die einseitige Abschattung heilt radical das linke Auge von Amblyopie, und sichert das rechte vor ähnlichem Verfalle.

Der Schneidermeister Deicke las mit seinem linken Auge, wenn er alle Anstrengung aufbot und dem Schriftblatt sich möglichst dicht näherte, bis auf zwei Zeilen und ermüdete dann vollständig. Ferne Gegenstände waren ihm überhaupt unzugänglich. Dieser einseitigen Schwäche war er sich bereits seit zwei Jahren bewusst, ohne dagegen etwas zu unternehmen, da ihm für seine Arbeiten kein Hinderniss daraus erwuchs. Erst seit den letzten Monaten schwand auch seinem rechten Auge Deutlichkeit und Ausdauer so entschieden, dass ihm auch hier ein ähnlicher Verfall seiner Sehkraft sehr nahe gerückt wurde.

Gewiss hätte, wie nach meinen Beobachtungen oft geschieht, auch hier das schwache linke Auge durch die schädlichen Rückwirkungen der gestörten binocularen Combination sein Nebenorgan langsam zur Untauglichkeit nachgezogen, wenn diesem heimlichen Vorgange nicht durch die zwischentretende Licht-Therapie eine andere Wendung wäre gegeben worden. Die einseitige Abschattung kam für die Sicherung des rechten Auges nicht nur auf, sondern rettete sogar — worauf ich freilich auch bei aller Abwesenheit ophthalmoscopisch entdeckbarer Veränderungen nicht rechnen durfte — selbst das linke Auge.

Nachdem der Kranke unter einer Brille,

    Plan in Nüance III rechts,

    Plan in Nüance V links,

von jeglichem Hindernisse, namentlich von der links ange-
bahnten Blendung, befreit, seine Beschäftigung, und zwar
ohne alle Schonung wieder aufgenommen, begann die
ihm anfänglich sehr zusagende Einrichtung allmählich und
stufenweise zu lichtraubend zu werden, so dass er sich ihrer
nur bei der hellsten Tageszeit oder zur Abendbeleuchtung
bedienen durfte und sie schliesslich ganz ablegte. Denn die
tiefere Abschattung wurde in demselben Grade ein Hinderniss für das linke Auge, als es sich zur neuen Thätigkeit
erhob.

Bei sorgfältiger Erprobung, die ich mit dem linken
Auge nach Verlauf von fünf Wochen anstellte, las dasselbe
wieder geläufig Druckschrift, und hatte unter dem schonend
anregenden Lichte den zweijährigen Zustand von Lethargie
vollständig überwunden.

Fall 16.

Blaues Licht, dem schwachsichtigen rechten Auge
allein zuertheilt, hebt dessen Sehkraft, und bringt
beiden Augen die geschwundene Deutlichkeit und
Ausdauer wieder.

Frau Krüger, 35 Jahre alt, überstand in ihrem zwan-
zigsten Jahre die Masern und diese hinterliessen, wie gar
häufig bei Erwachsenen, einen so veränderten Zustand der
Augen, dass die Kranke fortan für ihre Beschäftigung in der
Nähe sich einer ziemlich starken Convex-Brille (+ 18) bedienen musste. So verstrichen 15 Jahre. Seit den letzten
acht Monaten aber versagte ihr die genannte optische Hülfe.
Ein bei jeder Beschäftigung alsbald überhand nehmendes
Flimmern verundeutlichte die kleinen Objecte und gestattete
ihr z. B. nur wenige Zeilen hinter einander zu lesen. Die
verschiedensten Versuche, zu schwächeren oder stärkeren

Brillen mit oder ohne Färbung überzugehen, blieben dies-
mal ohne Erfolg.

Als ich die Kranke im Januar 1859 zum ersten Male
untersuchte, entdeckte sich mir die Ursache ihrer neueren
Gesichtsverschlimmerung und der Grund des vergeblichen
Suchens nach Hülfe sehr bald. Die Augen waren verschieden sehkräftig geworden. Das linke Auge las von + 18
in Weiss unterstützt noch jetzt eben so deutlich und geläufig
als sonst; aber das rechte las durch dieses Glas nur höchstens bis No. 13. der Jäger'schen Schriftproben. Stärker
gewählte Convexgläser befähigten zwar, bis zu der feineren
Schriftart No. 10. vorzuschreiten, veranlassten aber eine
merkliche Vergrösserung und gleichzeitig ein unangenehmes
ziehendes Gefühl im Grunde des Auges.

Die farbige Lichtwandlung war das einzige Mittel,
um dem rechten Auge den Grad von Unterscheidungskraft
wiederzugeben, den es seit acht Monaten seinem Nebenorgan
gegenüber eingebüsst hatte, und ohne welche doch kein er-
spriessliches Zusammenwirken mehr Statt finden konnte.
Mit jeder dunkler blauen Nüance, die ich dem rechten Auge
zu seinem Convexglase noch hinzufügte, bewährte sich immer sichtbarer diese erwartete Thatsache, und unter

Convex 18 in Nüance VI

las das rechte Auge für sich allein wieder mit derselben
Deutlichkeit und Behaglichkeit, als das linke Auge unter
seinem weissen Convexglase No. 18., wenn ersterem auch
nicht ganz dieselbe Ausdauer zu Gebote stand. Eine combinirte Brille

+ 18 in Weiss links,
+ 18 in Nüance VI rechts,

war also an die Stelle der früheren einfach weissen Convex-
Brille 18 zu setzen, um Alles das wieder zu erreichen, was
gesunde Augen vermögen. Die aus der Lichtbrechung und
Lichtwandlung combinirte Brille diente sogar in sofern noch
eingehender, als auch die Arbeit bei künstlicher Beleuchtung, die der Kranken seit den Masern niemals hatte recht

9*

zusagen wollen, mit derselben Leichtigkeit als bei Tage von
Statten ging.

Die optische Untersuchung des Augengrundes gab über
die Schwachsichtigkeit des rechten Auges bis auf einen gewissen Punkt wissenschaftlichen Aufschluss genug, aber,
wie in den meisten Fällen, für die Therapeutik leider keinen förderlichen Anhalt. Die Papilla optica war in ein
senkrecht stehendes Oval verzogen, aus dessen äusserem
Rande die Gefässe in vermehrter Zahl und von venöser
Stauung geschwellt entstiegen.

Dessenungeachtet erholte sich das Auge in seiner, wenn
ich so sagen darf, veränderten Licht-Temperatur einigermaassen, und zeigte bei späteren Untersuchungen wenn auch
keine besser gewordene Unterscheidungskraft, doch eine
entschieden grössere Ausdauer für seine isolirte Thätigkeit.

Fall 17.

Opacität des Glaskörpers im linken Auge. Eine
links tiefer blau abgestimmte Planbrille bringt
das deutliche Erkennen bis über die doppelte Sehferne hinaus.

Um den Gewinn der Deutlichkeit, den die blauen Strahlen bieten, zu beurtheilen, kann man nicht nur die Steigerung in der Kleinheit der erkennbaren Buchstaben benutzen, sondern auch eben so gut die Entfernungen zum
Maassstabe nehmen, um welche dieselben Buchstaben im
blauen Lichte weiter gelesen werden, als im weissen. Denn
je kräftiger die Function der Netzhaut durch qualitativ geändertes Licht gehoben wird, mit um so geringerer Zahl
von Strahlen wird sie für das deutliche Erkennen auskom-
men. Und so wird die von blauen Strahlen berührte Netzhaut verhältnissmässig weiter liegende d. h. ihr weniger
Lichtstrahlen zusendende Gegenstände noch eben so gut
erkennen, als nahe liegende, aber von weissem Licht beleuchtete.

Der Schlosser Heinrich Gabbe, 22 Jahre alt, hatte von Kindheit an nur eine kurze Gesichtsweite gehabt, ohne eigentlich myopisch zu sein; denn sein Familienstamm war frei von diesem in der Regel auf die Hälfte der Nachkommenschaft übergehenden Fehler, und andererseits sprach auch die durch Convexgläser angestellte Erprobung gegen Myopie. Der Kranke las mit beiden Augen zusammen höchstens bis auf 8 Zoll. Sein linkes Auge, für sich allein benutzt, zeigte sich für das Lesen vollständig unfähig. Die Arbeitskraft hatte sich in den letzten Jahren um Vieles verringert, und der Leidende selbst kam mir mit der Ansicht entgegen, dass sein rechtes Auge immer bedenklicher vom linken entwerthet werde.

Therapie. Während ich gemeinsam mit beiden Augen lesen liess, hielt ich nur links ein blaues Planglas in Nüance IV vor. Die Sehweite stieg sofort von 8 bis auf 12 Zoll. Eine Brille,

Plan in Nüance III rechts,

Plan in Nüance V links,

erweiterte sodann die Deutlichkeit beim Lesen bis auf 15 Zoll. Und die am besten in die Combinations-Verhältnisse eingehende Abschattung:

Plan in Nüance III rechts,

Plan in Nüance VI links,

gewährte eine Sehweite von 18 Zoll, in welcher der Kranke ohne Anstrengung und mit voller Ausdauer verbleiben konnte.

Um diesem therapeutischen Resultat die Diagnose des Falles zur Seite zu stellen, wandte ich das Ophthalmoscop an. Das rechte Auge war tadelfrei. Links aber sah man eine zu den Bewegungen des Auges entgegengesetzt sich verschiebende — also hinter dem Drehpunkt des Auges gelegene — Glaskörper-Verdunkelung, die mit vielen schwarzen scharf abgesetzten Pünktchen durchsetzt war.

In wie weiter Ferne mag wohl die Möglichkeit liegen, solchen aus frühster Jugendzeit her an ein handgreifliches

Hinderniss der Sinnesthätigkeit geketteten Kranken zu helfen, und sie aus ihrer Invalidität zu führen? Das Licht
aber, das heutigen Tages der **Physik** die unerwartetsten
Einblicke eröffnet, lässt sich willig herbei, starre Organisa-
tionsfehler zu umgehen und ihnen ihre schädlichen Folgen
zu nehmen.

Fall 18.

Die Zutheilung eines tiefer blauen Lichtstromes
giebt dem rechten durch Commotion schwachsichtig gewordenen Auge sofort die deutliche
Wahrnehmung, und mit ihr den beiden Augen die
geschwundene Ausdauer zurück.

Ist durch die vorbergehenden Beispiele erwiesen worden, wie die Erhöhung der Deutlichkeit durch das blaue
Licht sich 1) im Erkennen kleinerer Gegenstände und 2) in
der Vermehrung der Sehferne kund giebt: so bleibt noch als
dritter Nachweis übrig, wie die Deutlichkeit, welche im
weissen Lichte keinen Bestand hat, der Zeit nach festge-
halten wird, so dass der rasch Ermüdende durch den blauen
Strahl Ausdauer erwirbt.

Ernestine Frascati, 20 Jahre alt, erlitt durch Ge-
genfliegen eines Stückchen Holzes eine so heftige Erschütterung des rechten Auges, dass diesem die Gegenstände nur
wie durch einen Flor sichtbar erschienen, und das Lesen
gewöhnlicher Druckschrift unmöglich war. Unerachtet einer
sorgfältigen Behandlung nahm dieser Zustand nicht ab; nach
der dritten Woche wurde die Kranke von der neuen Wahrnehmung beunruhigt, dass auch **das linke Auge** an Sehschärfe verlor, an Ausdauer einbüsste, Schmerz bekam, und
bei künstlicher Beleuchtung zu jedem Gebrauche unfähig
wurde.

Zur klaren Auseinandersetzung der einzelnen Erforder-
nisse der Licht-Therapie für diesen Fall wurden drei Reihen
von Versuchen angestellt.

1. Das rechte, durch Commotion schwach gewordene Auge für sich allein erprobt, vermochte — wie schon erwähnt — gar nicht zu lesen. Durch ein vorgelegtes Planglas in Nüance IV las dasselbe nothdürftig, und nur drei Secunden. Vermittels der tieferen Nüance V las dasselbe mit mehr Leichtigkeit und noch 18 Secunden länger. Durch Nüance VI unterstützt, las es am besten, und volle zwei Minuten vergingen, ehe Ermüdung eintrat. Das Schriftblatt konnte beiläufig während dieser Versuche nur höchstens bis auf 10 Zoll genähert werden, da — wie ich dies bei solchen Kranken in der Regel beobachtet habe — in Folge der Commotion nicht nur die Netzhaut, sondern auch der Accommodations-Apparat in seiner Thätigkeit herabgesetzt war.

2. Das linke, nur secundär in Mitleidenschaft gezogene Auge für sich allein erprobt, vermochte eine geraume Zeit zu lesen, ehe ein Gefühl von Anstrengung und ein umflortes Sehen entstand. Die schwache Nüance III war ausreichend, diese Störungen abzuhalten.

3. In der Hauptsache, bei dem gemeinsamen Gebrauch beider Augen, zeigte es sich, dass die Kranke nur höchstens bis auf eine halbe Minute deutlich las. Dann sah man sie verschiedene Entfernungen aufsuchen, das Buch schräge, bald rechts, bald links wenden, mit den Augenlidern immer rascher blinzeln. Umsonst! das Lesen musste unterbrochen werden. Erhielt dieselbe nun ein Planglas in Nüance IV nur vor ihrem linken Auge, so wurde die Deutlichkeit bis auf vier Minuten flüssig. Die Steigerung der Hülfe auf Nüance V verlängerte alsdann die gemeinsame Thätigkeit der Augen bis auf neun, die Steigerung auf Nüance VI alsdann noch bis auf funfzehn Minuten.

Aus diesen Thatsachen, welche die drei Versuchsreihen lieferten, ergab sich schliesslich die Combination einer Lichtbrille,

Plan in Nüance III links,

Plan in Nüance VI rechts,

wodurch, ohne irgend ein Gefühl von Anstrengung, volle

Deutlichkeit und Ausdauer gewonnen wurde, und unter deren
Vermittelung von Stunde an jede Schonung bei Seite gelassen werden konnte. Nach den fortgesetzten Beobachtungen
des Herrn Dr. Wesche, eines jungen talentvollen Arztes,
der sich eine grosse Gewandtheit und Sicherheit in der Licht-
Therapie zu eigen gemacht, und die obigen Bestimmungen
mit Sorgfalt und Genauigkeit aufgenommen hatte, kehrte
in allmählichen Uebergängen sowohl die Function der
Netzhäute als auch die des muscularen Apparates zu seiner
Pflicht zurück, und die Kranke war nach Ablauf einiger
Monate auch für die Ausführung der feinsten Handarbeiten
keiner Kunsthülfe mehr bedürftig.

Das blaue Licht giebt die Ferne.

Die Lichtbrechung vermittels der Concavgläser ist eine bekannte Hülfe, um kurzsichtig gebauten Augen den zu beschränkten Fernpunkt des deutlichen Erkennens hinaus zu schieben. Dass aber eine blosse Lichtart, und zwar die blaue, ein für die Augen von jedweder Bauart nutzbares, im Erfolge mindestens ebenso wirksames, und von den Umständen sogar häufiger erheischtes die Ferne gebendes Mittel ist, gehört zu den der Ophthalmologie noch ziemlich fremd gebliebenen und nirgends gründlich erwogenen Beobachtungen. Freilich ist diese für den Therapeuten hoch wichtige Wirkung des blauen Lichtes mit seinen übrigen Eigenschaften eng verwebt und in den Darlegungen des vorhergehenden Abschnittes schon mit enthalten und bewiesen; aber was einmal nicht als definitive Thatsache ausgesprochen, und aus seinem sonstigen Zusammenhang heraus nicht mit Nachdruck in den Vordergrund gestellt wird, pflegt allzuleicht seinem

wahren Werthe nach unterschätzt zu werden und in Folge
dessen unbenutzt zu bleiben.

Auch könnte noch ein Zweifel an der ungemein
grossen Wirksamkeit des blauen Lichtes, „die Sehferne
zu erweitern", in dem Umstande Nahrung finden, dass
eine derartige Eigenschaft der Lehre der Physik schnurstraks zuwider zu laufen scheint, indem die Optik durch
das lichtzerlegende Prisma und neuerdings durch manche
schlagende Experimente (vergl. Seite 12) nachweist,
dass die blauen Lichtstrahlen für das Auge brechbarer
sind als alle übrigen, und dass der Punkt des deutlichen
Erkennens für die blauen Strahlen näher liegt als für
das weisse Licht, näher als für die gelben und rothen
Strahlen. Auch kann es auffällig erscheinen, dass durch
ein negatives Verfahren — denn blaues Licht erhält
man ja durch eine Theilung des weissen — ein so po-
sitiver Vortheil für die Sehweite gewonnen werde, ein
Vortheil, der für den umfassendsten Theil der Augenkranken geradezu eine Lebensfrage in sich schliesst, und
der, obwohl so leicht erreichbar, doch bis heute sowohl von der Wissenschaft unbeachtet als von der ausübenden Kunst unverwerthet sollte liegen geblieben sein!

Neue Thatsachen sind indessen beredter als eine lange
Vergangenheit, die darüber schwieg. Anders verhält es
sich hinsichtlich der Aeusserungen des blauen Lichtes
in dem physikalischen Gebiete des gesunden Auges,
ganz anders in der Therapie des pathologisch veränderten. Was dort im gesunden Auge als überwie-
gende Eigenschaft zum Vortheil der Nähe sich geltend
macht, tritt hier gegen eine andere Eigenschaft des blauen
Lichtes, die der Ferne dient, weit in den Hintergrund.

Man stelle nur unbefangen bei den passenden Kranken
Versuche an, und man wird staunen, wie freigebig ein
einfaches blaues Glasscheibchen den Punkt des deutlichen
Sehens oft bis zum Zwei- und Dreifachen hinausschiebt,
und wie die bescheidene Lichtart, in ihren entsprechenden
Abstufungen gewählt, ungemein vielen Menschen, deren
Gesichtskreis sich allen angewandten Mitteln zum Trotz
immer enger zog, rasch und nachhaltig emporhilft.

Die erste Entdeckung, dass das blaue Licht ein die
F e r n e g e b e n d e s Mittel ist, und gerade als s o l c h e s
unter Umständen u n e r s e t z l i c h e n Werth hat, machte
ich bei der Prüfung von Individuen, welche durch den
organischen Bau ihrer Augen an wirklicher Myopie litten.
Ich fand bei der Vergleichung ganz entschieden, dass
diese mit blauen Concavgläsern um eine messbare Strecke
weiter lasen, als mit ihren bisher gebrauchten farblosen
Gläsern von derselben negativen Brennweite. Als ich
nun die beiden bei der Combination sich als nützlich
erweisenden physikalischen Wirkungen von einander
trennte, die Kranken das eine Mal durch ihre passenden
weissen Concavgläser, das andere Mal durch die ihnen
zusagenden blauen Plangläser schauen liess: so erkannte
ich die ferngebende Wirkung beider Mittel im je Einzelnen. Ja es begegneten mir bald auch solche Kurzsichtige, welche durch blosse blaue Plangläser in viel
ergiebigerem Maasse für das Weitsehen gewannen, als
durch die ihnen genau und richtig zusagenden weissen
Concavgläser.

Der Schluss lag jetzt nahe, dass das blaue Licht
ausser seiner physikalisch feststehenden Eigenschaft für
das g e s u n d e A u g e brechbarer und zum Nahesehen

förderlich zu sein, noch eine andere Eigenschaft besitzen
müsse, wodurch es gewissen kranken Augen die
verloren gegangene Ferne wiederzubringen im Stande
sei. Der Boden für diese Wirkung konnte im Gegensatz zu den brechenden Medien des Auges nur die Netzhaut selber und die Wirkung nur eine wahrscheinlich
ausserhalb der Physik liegende, also eine vitale sein.

Diese Ansicht verwandelte sich immer mehr zu
einer unabweisbaren Thatsache. Die blaue Lichtart erwies sich nicht nur bei wirklich Myopischen, bei denen
ich nur zufällig zuerst darauf geführt wurde, sondern
auch vielen im organischen Bau vollkommen Fehlerfreien
als das beste die Ferne gebende Mittel. Ja sogar die in
ihrem Accommodations-Bereiche fernsichtig Gewordenen
fand ich von diesem Nutzen der blauen Strahlen nicht
einmal ausgeschlossen. Denn wie bekannt ist, dass
Presbyopische durch richtig gewählte weisse Convexgläser kleine Objecte auch um etwas weiter unterscheiden, weil neben dem stärker gebrochenen Lichte
ihrer Netzhaut auch ein concentrirteres Licht zugeführt
wird: so sah ich, dass durch blaue Convexgläser von
derselben Schleifungsnummer sich ihr Unterscheidungsvermögen für kleine Gegenstände noch erheblich weiter
hinausrücken liess, weil ihrer Netzhaut nicht nur ein
quantitativ vermehrtes, sondern auch ein qualitativ zu-
sagenderes Licht zuströmte.

Alle diese Erfahrungen an Kranken führten darauf
zurück, dass die grössere Wahrnehmbarkeit der
blauen Lichtart es ist, welche hier nur in einer besonderen Beziehung und einem mächtigen Heer von
Fernbedürftigen gegenüber ihre heilsame Wirksamkeit

nach Aussen entfaltet. Wo nach überspannten Anforderungen die Grenze der Wahrnehmungsfähigkeit nach
Aussen sich zu sehr — z. B. für das Lesen bis auf
5 Zoll — beengte, und die ferner liegenden Buchstaben
der im weissen Licht übersättigten und in sofern stumpf gewordenen Netzhaut zu wenig Sinnesreiz erregen, da wird
das quantitativ zu geringe Licht durch qualitativ
wirksameres Licht ersetzt, und das Schriftblatt kann
augenblicklich bis auf 10, 15, ja 20 Zoll hinaus geschoben
werden.

Die blaue Lichtart gewinnt aber unter der Indication
als ein die Ferne gebendes Mittel erst ihre volle Bedeutung fürs practische Leben. Und wenn in dieser ihrer
Eigenschaft freilich nichts Neues, sondern vielmehr ein
dem Ganzen als Theil Zugehöriges in Wirksamkeit tritt,
so ist dieser Umstand deshalb von Seiten der Wissenschaft
nicht weniger hervorzuheben, damit das blaue Licht von
der ausübenden Kunst nach dieser heute in vielen Fällen
nothwendigen Richtung hin eingehend benutzt und ver-
werthet werde.

Soll bei dem Aufsuchen der für jeden einzelnen Fall
nöthigen Abstufung des blauen Lichtes die Wahl eine
rationelle werden, so ist mein Rath, rein experimental,
und zwar also zu verfahren. Man beginne damit, den
Kranken in seiner grössten Sehweite lesen zu lassen,
nachdem man schon vorher den durch Accommodations-
Fehler etwa Myopischen oder Presbyopischen mit weissen
Gläsern von der nöthigen Schleifung versehen hat. Alsdann lege man den Augen des Kranken der Reihenfolge
nach die in der Intensität sich steigernden Nüancen blauer
Plangläser so lange vor, bis derselbe ein Schriftblatt

auf die grösste Entfernung hinaus geschoben hat, und
bis man wahrnimmt, dass bei der nächstfolgenden Nüance
der Kranke wegen quantitativer Lichtentbehrung mit dem
Schriftblatt wieder eine rückgängige Bewegung machen
muss. Man giebt dann schliesslich die gefundenen Plangläser oder die mit der betreffenden blauen Nüance combinirten concaven oder convexen Gläser dem Kranken
zum dauernden Gebrauch.

Nun reihten sich mir aus der Erfahrung zwei schöne
Thatsachen an, welche die vitale die Ferne gebende
Wirkung des blauen Lichtes im Gegensatz zu den rein
physikalischen, die Ferne gebenden Brechungsge-
setzen in klarer Weise erkennen liessen.

Bei der ruhigen Beobachtung der Kranken, welche
ich zur Feststellung des Grades ihrer Kurzsichtigkeit,
und des ihnen nöthigen Grades von blauem Lichte in
meiner Studirstube längere Zeit aus einer Schrift lesen
liess, deren Inhalt sie fesselte, und ihre Gedanken von
dem mit ihnen selbst vorgenommenen Experiment ab-
zuziehen geeignet war, gewahrte ich, dass sich dieselben
dem Schriftblatt mit der Zeit immer mehr und mehr näher-
ten. Liess ich aber dieselben durch eine für sie aus-
gesuchte blaue Planbrille lesen, so sah ich, dass die
Wirkung der Gläser sich im Gegentheil mit
der Dauer der Zeit wesentlich steigerte, und
dass ich bei Kranken, die gleich Anfangs durch die
blaue Lichtart schon einen bedeutend weiteren Abstand
gewonnen hatten, nach etwa einer halben Stunde wohl
das Mehrfache der Entfernung messen konnte! Unmerk-
lich und ohne alle Absicht war das Schriftblatt mit der
vital immer freier werdenden Netzhaut-Function von Mi-

nute zu Minute weiter hinaus geschoben worden. Wer
gleich Anfangs sechs Zoll gewann, las endlich unter
derselben blauen Nüance um einen Fuss weiter und darüber hinaus.

Und ferner eine zweite Thatsache von nicht geringerer therapeutischen Bedeutung! Wenn ich nach end-
licher Erreichung des Zielpunktes der grössten Sehferne
die blauen Gläser plötzlich bei Seite legte, und den
Kranken ohne alle Unterbrechung mit unbewaffneten
Augen fortlesen liess: so verblieb derselbe in der nächsten
Zeit mit seinem Schriftblatte in dem gewonnenen, ihm
sonst ganz ungewöhnlichen fernen Abstand, und kehrte
nachträglich erst ganz allmählich und unvermerkt zu
seiner ursprünglichen kurzen Sehweite zurück! Die im
blauen Lichte erstarkte Netzhaut behielt also
thatsächlich ihre freier gewordene Function
auch in dem ihr individuell feindseligen weissen Lichte eine geraume Zeit noch bei.

Die Kenntniss von einer solchen Nachwirkung des
blauen Lichtes, welche mit einer überraschenden Schnelligkeit in der Netzhaut mancher Kranken einheimisch
wird, gab mir theils für das Technische der Untersuchung, theils für die Erwartungen, die man an das
blaue Licht zu knüpfen berechtigt ist, sehr beachtungs-
werthe Anhaltepunkte.

In Bezug auf die technische Untersuchung ist unter
diesen Umständen ersichtlich, dass, je länger man sich
— um vermeintlich nicht zu fehlen — mit der Wiederholung des Experiments und mit den Messungen der
im blauen Lichte wachsenden Sehferne beschäftigt, die
betreffenden Kranken in demselben Maasse ihre Urtheils-

fähigkeit über den Wechsel der Sehweite im weissen
und blauen Lichte verlieren müssen. Erst nachträglich
sah ich ein, warum im objectiven Beobachten sehr
scharfe und geübte Personen, die mir beim Beginn der
Untersuchungen die entschiedensten, stets stimmenden
Angaben über die Verschiedenheit ihrer grössten Sehferne im weissen und im blauen Lichte gemacht hatten,
mit der Dauer der Untersuchungen immer unsicherer und
schwankender wurden. Der sonst so richtige Grundsatz,
dass man beim Experimentiren kein so grosses Gewicht
auf die ersten Ergebnisse legen soll, verkehrt sich hier
ausnahmsweise in das Gegentheil.

Was aber vor Allem dieser so bereitwillig erfolgenden, sich der Netzhaut bemächtigenden Nachwirkung
ein Gewicht ertheilt, ist die ganz von selbst sich daran
knüpfende Hoffnung, die Nachwirkung werde auch eine
dauernde werden, das heisst nichts Anderes als, das
blaue Licht werde für viele in der Netzhaut
Erkrankte eine radicale Heilung ihrer Kurzsichtigkeit ins Werk setzen. Doch es handelt sich
hier nicht mehr um blosse Hoffnungen, nicht um ein
angreifbares Theorem, sondern um eine abgeschlossene
Thatsache. Eine zahlreiche Liste der seit Jahren lediglich durch die Wohlthat des specifisch einwirkenden, be-
sänftigenden blauen Lichtes, von anderweitig unzugänglich gebliebener Kurzsichtigkeit und von der sich daran
schliessenden Augenermüdung (Kopiopia myopica), ja
von hochgradiger Amblyopie Geheilten ist der Beleg
eines nicht anders zu deutenden Erfolges. Jeder Tag
mehrt für mich und meine klinischen Zuhörer in der
Art die Beweise, dass sie bereits für selbstverständlich

gelten. Allein was in den verschiedenen Gebieten des Wissens sich schliesslich von selbst zu verstehen scheint, ist gar oft nicht in seinem wahren Zusammenhange begriffen noch weniger streng bewiesen und, was die Hauptsache ist, nicht an dem rechten Orte benutzt worden.

Ueber die Nothwendigkeit verschieden blauen Lichtes für das rechte und linke Auge zur Steigerung der Sehferne.

Die der blauen Lichtart inwohnende Kraft, die verlorene Ferne wiederzugeben, erreicht meistentheils erst dann ihre volle Wirkung, wenn wir uns der für die binocularen Combinations-Störungen von mir angegebenen Methode bedienen, bei welcher der Grad der Abschattung so abgestimmt wird, dass das in seiner Netzhaut w e n i g e r w e i t erkennende amblyopischer gewordene Auge das verhältnissmässig d u n k l e r e Glas erhält.

Die Therapie hat hierbei einen Plan von ganz eigenthümlicher Art zu verfolgen.

Während das bessere — angenommen das rechte — Auge lediglich dasjenige Organ ist, dem wir die Ferne zugänglicher machen wollen, bietet das werthlosere linke Auge die Stelle dar, wo wir die tieferen Farbentöne in Wirkung setzen müssen. Jede dunklere Nüance, die wir der Reihenfolge nach hier vorlegen, lässt für das rechte Auge das Schriftblatt, aus dem der Kranke liest, in aufsteigender Scala um mehrere Zoll weiter hinaus schieben, bis die Grenze kommt, bei der das linke Auge, mit noch dunklerer Nüance versehen, zu viel des Lichtes entbehren würde. Die Hülfe ist also eine lediglich vom schwächeren

Auge (auf das stärkere) übertragene. Denn versuchen
wir im Laufe des Experiments, das linke durch blaues
Licht zur Mitwirkung herangezogene Auge zu schliessen:
so verliert in demselben Moment das rechte Auge seinen
ganzen Gewinn an Ferne, und schliessen wir das rechte
Auge selbst, so überzeugen wir uns, dass das linke der
vorhin gebotenen Lichttöne unerachtet fortfährt, nur in
der unmittelbarsten Nähe mühselig zu lesen oder es erweist sich wohl gar dazu überhaupt ganz unfähig. Nicht
selten kommen auch hier solche für die Beobachtung
äusserst lehrreiche Fälle vor, wo nach der Entfernung
des dunkleren Glases links, das rechte Auge erst
ganz allmählich zur Nähe zurückkehrt: ein um so merk-
würdigerer Beweis davon, wie die von links nach rechts
übertragene Hülfe selbst in der Nachwirkung fortdauert.

Diese individuell zu treffende Einrichtung der Licht-
Therapie wird künftighin deshalb ein so weitgreifendes
Gebiet practischer Anwendung finden, weil auf sie eine
Menge von Gesichtsleidenden angewiesen ist, welche
ursprünglich nichts mit einander Aehnliches zu haben
scheinen, und schliesslich doch alle zu dem gemeinsamen Schicksal gelangen, dass ihnen primär in dem
einen und dann aus Combinations-Störung in
dem anderen Auge die Ferne verloren geht.
Der deutlichen Uebersicht wegen sind dreierlei Gruppen
dieser Kranken hervorzuheben.

a. Die für's Fernsehen der doppelten Licht-
   Abschattung bedürftigen Myopischen.

Es liegt ausser allem Zweifel, dass die Augen,
welche durch ihren organischen Bau eine zu starke

Lichtbrechung ausüben, sich auch dauernd in zu grellem Lichte befinden. Denn je näher sich das Auge zu seinem Sehobjecte begiebt, desto dichter liegen die von dem letzteren ausgehenden Strahlen. Man findet daher wenige Myopische höheren Grades, bei denen nicht für die angestrengte Beschäftigung in der Nähe mild blaue Gläser von Nutzen wären. Die Kranken werden durch diese Vorsichtsmaassregel nicht etwa, wie man so oft hört, „verwöhnt", sondern ihre Netzhaut gelangt dadurch erst in den natürlichen Lichtgrad, dessen sich der mit gesunder Lichtbrechung Begabte und in der gehörigen Entfernung vom Sehobject Verweilende dauernd erfreut; man verhütet eben durch die blaue Lichtart, dass sich zu der organischen Myopie nicht noch eine Schwäche der Netzhaut selbst geselle, wodurch dann die Sehweite aus doppelten Gründen verkürzt wird.

Abgesehen von dieser allgemeinen Benachtheiligung der Myopischen giebt das zu grelle Licht den Kranken noch eine Veranlassung mehr, dass dieselben sich gewöhnen, nur mit dem einen Auge zu arbeiten, das andere zu vernachlässigen und schwach werden zu lassen. Von da ab pflegt eine lange Frist zu vergehen, bis auch das eine in alleiniger Thätigkeit gebliebene Auge anfängt, seine ohnehin nur kurze Tragweite noch durch amblyopische Beimischung zu beengen. Aber auch noch jetzt ist es Zeit, dass wir uns bei der Behandlung an das verschuldende Licht wenden. Auch noch jetzt rechts und links verschieden geändert in seiner Qualität, giebt es oft zurück, was sein blendender Schein in den einzelnen Netzhäuten nach einander verdarb und raubte.

10*

Zuvörderst beginne man damit, das Licht für das
schwächere (in höherem Grade amblyopisch gewordene)
und bereits lange Zeit ausgespannt gewesene Auge stärker wahrnehmbar zu machen. Sofort betheiligt sich alsdann dieses Auge unter dem dunkleren Glase wieder in
lebhafter Weise am Sehen, unterstützt aufs neue das andere Auge, das vormals aus Uebermaass an Licht seine
Mitwirkung abwies, und unaufgefordert gleitet das Schriftblatt, auf dessen Zeilen der hülflose Myopische so eben
noch niedergebückt verweilte, in die doppelte Entfernung! Alsdann erhöhe man noch den gemeinsamen Gewinn der Ferne durch die Wahl eines zweiten heller
blau gefärbten Glases für das später nachgesunkene
zur Zeit noch nicht so stark in seiner Netzhaut alterirte
Auge. Und legt man endlich diese Farbenstimmungen
in zwei gleich geschliffene, genau für die Beschäftigung
auserwählte Concavgläser, so hat die Therapie jeden
einzelnen Zug ihres Kranken belauscht und berück-
sichtigt. Der Zollstab wird mein Zeuge sein, ob diese
Methode zu den imaginären gehört, oder einen Bestand
haben wird.

Wohl hat der Augenspiegel mir bestimmt genug
nachgewiesen, wie bei vielen Myopischen schon von
Hause aus Veränderungen des Augengrundes obwalten,
die mit der Zeit einen so destructiven Charakter annehmen, dass daran jede optische Hülfe, auch nur palliativer Art, scheitern muss. Es wäre falsch, darin einen
Einwurf gegen die Licht-Therapie zu erblicken. Denn
jede Therapie hat ihre Grenzen und gewinnt nur in dem
Maasse an Bestimmtheit, als sie diese Grenzen kennt.
Aber ich muss glauben, dass in vielen Fällen, wo auch

die Licht-Therapie nicht mehr wirken kann, nur die Verzögerung derselben einen Theil der Schuld trägt. Denn wenn schon bei den Myopischen die von Jugend an vorhandene unabänderliche Säfteüberfüllung des Augapfels nachtheilig wirkt, so lässt es sich um so eher denken, dass die Netzhaut durch unberücksichtigt bleibende Lichtreizungen leichter in organische Krankheiten verfallen kann. Geschieht doch durch analoge Einflüsse ein Gleiches bei chronischen Reizungen auf der Schleimhaut des Magens und auf der äusseren Haut des Körpers. Aber selbst da, wo schon das eine Auge unter dem Augenspiegel die gezeichneten Zerstörungslinien deutlich trägt, ist noch Zeit zur Hülfe für das andere. Wo ursprünglich das gleich geschattete Licht das Präservativ-Mittel gewesen wäre, gewährt noch jetzt das rechts und links verschieden geschattete Licht einen nicht zu ersetzenden Ankerpunkt. Um soviel als wir unter blauem Lichte die Sehweite sich steigern sehen, sinkt mit gleichem Gewicht die Gefahr des nachgezogenen und zu organischen Veränderungen schon vorbereiteten Auges.

b. Die für das Fernsehen der doppelten Licht-Abschattung bedürftigen, dem Baue nach fehlerfreien Augen.

Auf ganz ähnlichen nur noch reiner dastehenden Sachverhältnissen beruht die glückliche Wirksamkeit des zweifach abgeschatteten Lichtes bei den Augenkranken, welche ursprünglich frei von jeglichem Hindernisse der Lichtbrechung eine normale Accommodations-Breite be-

sassen und die Ferne vollkommen beherrschten, aber
durch das zu dauernd und zu grell einströmende Licht
in ihren Netzhäuten erlahmen, und die Sehweite bis
zur Hälfte, ja bis auf einen kleinen Rest einbüssen mussten.
Hier ist es therapeutisch von der grössten Wichtigkeit
zu wissen, dass fast in allen Fällen dieser Zustand nicht anders als bei den Myopischen
mit einer Entzweiung der Netzhäute und mit
Ausspannen des einen Auges anhebt. Der Kranke
selbst hat, während die ersten Mahnungen sinkender
Sehkraft sich ihm schon bemerkbar genug machen, von
solchem Entwicklungsgange natürlich keine Ahnung. Ist
aber das eine Auge erst ausgespannt und das andere
trägt nun die ganze Last der Arbeit: dann rechne man
sicher darauf, dass auch dieses der Verkürzung der
Sehweite sehr bald anheim fällt. Viele geheime Fäden
ziehen das zweite Auge dem anderen nach.

Das Mittel ist jetzt gegeben, noch zur rechten Zeit
dazwischen zu treten, und die entzweiten Augen wieder
zur Gegenseitigkeit zu stimmen. Was in allen solchen
Fällen die Netzhäute in demselben Lichtgrade unabän-
derlich verweigern, nehmen sie, einer verschiedenen Beleuchtung theilhaftig geworden, gern wieder auf. Man
lege dem zuerst erlahmenden durch seine kurze Sehweite immer leicht erkennbaren Auge ein blaues Glasscheibchen vor, und in demselben Moment greifen die
feinen Tasten seines Gefühls wieder eben so weit in die
kleinen Objecte hinaus, als das andere zur Zeit noch
weniger gesunkene Auge. Und man gebe diesem anderen Auge noch daneben ein heller blaues Glasscheibchen,
so wird man gewahren, wie in den ohnmächtig gewese-

nen Augen ein Wettstreit beginnt, das Fernere wieder
zu erspähen. Dieser messbare Gewinn der Sehweite
wird sogleich um die Hälfte verkürzt, wenn beide Augen
unter eine gleichförmige Abschattung gebracht werden,
der Gewinn geht ganz verloren bei dem versuchsweisen
Umkehren der Gläser in der Art, dass das bessere Auge
jetzt das dunklere Glas erhält.

Freilich, wenn auch hier der rechte Moment ver-
rinnt, treten die so weit gezeichneten Kranken in ein
Stadium, wo sie der Licht-Therapie so gleichgültig werden können, wie andere Gesichtsleidende, deren Fernsehen durch primäre Netzhaut-Affectionen zu Ende
geht. Darin liegt kein Grund zur Herabsetzung der
Licht-Therapie, sondern nur eine Mahnung, sie zur
rechten Zeit und in der rechten Abstimmung in Anwendung zu bringen.

c. Die wegen einseitiger Hornhaut-Trübung
für das Fernsehen der doppelten Licht-Abschattung Bedürftigen.

Und jetzt bleibt mir noch übrig, als bevorzugte
Günstlinge der einseitigen Abschattung diejenigen zu
erwähnen, welche aus Veranlassung einseitiger Hornhaut-Trübung im Laufe der Zeit auch in ihrem gesunden
Auge die Ferne einbüssen müssen; Fälle, nach denen
in Wahrheit Niemand des Suchens bedarf. Auch hier
greifen dieselben pathologischen Vorgänge, dieselben
therapeutischen Grundsätze Platz. Eine Fülle von Segen
liegt hier alle Lebens-Stadien hindurch in der Verwendung eines blauen Glasscheibchens vor dem einen, dem
getrübten Auge!

Schon um den frühsten Bildungsgang des Kindes
frei zu machen, giebt es kein anderes erdenkliches, kein
so leicht und so sicher helfendes palliatives Mittel.
Niedergebückt und zu dem Zweck, womöglich nur das
gesunde Auge allein in Anwendung zu bringen, in eine
schiefe Haltung des Kopfes gezwängt, sieht man die von
scrophulöser Ophthalmie genesenen, aber von einseitiger
Hornhaut-Trübung nicht verschont gebliebenen und nun
von der Kunst im Stich gelassenen Kleinen ihre ersten
Leseversuche machen. Das blaue Glasscheibchen lediglich vor ihrem getrübten Auge allein verwendet, richtet
sie ohne Weiteres hoch auf, und giebt ihnen die natürliche gerade Haltung wieder. Manche solcher gequälten
Kinder fragen zwar am Tage weniger nach einer derartigen Unterstützung, aber greifen desto lieber danach,
wenn sie sich während der künstlichen Abendbeleuchtung irgend dauernd beschäftigen sollen, um mit ihren
gesunden Altersgenossen gleichen Schritt zu halten.

Doch die Kinderjahre liefern nur einzelne Vorboten
des ganzen Heeres von Gesichtsleidenden, denen zwar
Anfangs das unscheinbare Hornhautwölkchen keinen
Eintrag that, aber bei welchen mit den vorschreitenden
Jahren und wachsenden Anforderungen ihres Berufes
das gesunde Auge den Anfeindungen des getrübten
Auges unvermerkt unterliegt. Je nachdem der Beruf
einen strengen Gebrauch des Gesichts erheischt, desto
früher macht sich dieser Zeitpunkt geltend. Für mich
steht der Erfahrungs-Satz fest, dass schon in den zwanziger Lebensjahren dieses einseitig vorbereitet gewesene
Verderben reift, zumal bei der arbeitenden und auf
Entbehrungen hingewiesenen Klasse, deren Augen so-

wohl der Form als der Sehkraft nach viel früher altern,
als die Natur das Gesetz dazu vorschreibt. Daher die
grosse Menge derer, welche in Folge der heimlichen
Ueberwirkungen eines aus der Kindheit übrig gebliebenen kaum bemerkbaren Wölkchens des einen Auges
schon in der rüstigsten Lebenszeit im zweiten Auge
schwach werden und somit überhaupt Ferne und Ausdauer zur Arbeit verlieren müssen.

Ist nun gar in spätester Lebenszeit durch entschie-
dene Presbyopie die Deutlichkeit in der Nähe, durch
einseitige Hornhaut-Trübung die Deutlichkeit der Ferne
verschlossen, wie unvergleichlich reich ist auch dann
noch das optische Kleinod! Blaues Licht in wohlbe-
rechnetem Maass in die richtige Seite der Convex-Brille
gefügt, lässt wieder vereinte Kraft in die flach und
stumpf gewordenen greisen Augen strömen!

––––––––

Casuistik.

Fall 19 bis 23 und 24.

Fall 19.

**Blaues Licht gewährt je nach der Auswahl dunk-
lerer Nüancen ein ergiebigeres Maass der Sehferne und heilt Kopiopia retinalis.**

Der 11jährige Schüler Gustav Meisnitzer zeichnete
sich durch sehr grosse und nach dem jedesmaligen Beleuch-
tungsgrade sich ungemein lebhaft abändernde Pupillen aus.
Seit zwei Jahren hatte sich seine Sehweite auffallend verringert. Man vermeinte, dass sich bei ihm eine einfache
Myopie ausbilde, bis die immer wachsende Schwierigkeit,
bei künstlicher Abendbeleuchtung zu schreiben, und die

gänzliche Unmöglichkeit, trotz grösster Annäherung zu lesen, die Eltern veranlasste, ärztlichen Rath einzuholen.

Ich theile diesen bei Kindern, welche sich in der Entwickelungszeit befinden, gar nicht selten vorkommenden Krankheitszustand mit, weil man, abgesehen von der ungerechtfertigten Verordnung mancher innerer Mittel, geneigt ist, auf eine sehr unbequeme Schonung zu dringen, während die einfachste Licht-Therapie allen Wünschen rasch zu entsprechen vermag.

Der Knabe las bei aller Bemühung nicht weiter als bis auf 9 Zoll und ohne Ausdauer,

durch vorgelegte Plangläser in Nüance III . . 18 Zoll,
durch Plangläser in Nüance IV . . . . 24 -
durch Plangläser in Nüance V . . . . 27 -

hierbei war das volle Maass der Hülfe erfüllt, denn bei Anwendung der Nüance VI wurde das Schriftblatt wieder auf 24 Zoll zurückgezogen.

Planbrille in Nüance IV
wurde für den Tag und
Planbrille in Nüance V
für die Beschäftigung bei künstlicher Beleuchtung verordnet. Indem die letztern Gläser gleichzeitig dem Kranken die Achromasie des Lichtes herstellten, konnte derselbe wieder dauernd und ohne alle Reizung lesen, und mit der Erholung der Netzhäute unter den zusagenden Strahlen kehrte Deutlichkeit, Ferne und Ausdauer auch für das weisse Tages- und gelbliche Abend-Licht in immer wachsendem Grade zurück.

Fall 20.

Myopischen kann oft die qualitative Aenderung des Lichtes zweckmässiger Ersatz für die Concav-Gläser sein.

Marie Bucher, 12 Jahre alt, litt an ererbter Kurzsichtigkeit mit vorwaltender Schwäche des linken Auges. Ohne optische Hülfe las sie klare Druckschrift nur bis auf eine Entfernung von 10 Zoll, aber ohne genügende Ausdauer.

In Berücksichtigung ihres Accommodations-Mangels gewann die Kranke durch eine weisse Concav-Brille No. 40. sechs Zoll, ohne jede Verkleinerung.

Ganz dasselbe Resultat wurde aber auch erreicht bei Berücksichtigung ihrer Netzhäute durch blau abgeschattete Plangläser. Gab ich zunächst nur dem schwächeren linken Auge die Nüance V, so gewann schon die Kranke dieselbe Weite von 16 Zoll, und dabei mit dem vortheilhaften Unterschiede gegen die Concav-Brille, dass die Augen eine entschieden behaglichere Stimmung fühlten. Noch mehr sagte die verschieden abgeschattete

Planbrille in Nüance II rechts,
Nüance V links,

zu. Hatte die Kranke mit Hülfe derselben eine längere Zeit gelesen und die Brille wurde dann entfernt, so waren die Augen gestärkt und sehkräftiger als zuvor, und behielten auch ohne die Brille noch eine geraume Zeit hinterher dieselbe Sehweite bei, während nach Entfernung einer längere Zeit verwendeten Concav-Brille der Rückschlag sich um so empfindlicher bemerklich machte.

Statt dass der jugendlichen Kranken gleich ihren Geschwistern ein hoher Grad von Myopie in Aussicht stand, nahm von jetzt das Vermögen, weiter, dauernder und schmerzlos zu sehen, unverkennbar zu. Ich kann aus vielen ähnlichen Beobachtungen die Verwendung der blauen Lichtstrahlen zur Zeit der Entwickelungsjahre als ein wichtiges und allein dastehendes Prophylacticum empfehlen, um der Ausbildung der höheren Grade einer hereditären Myopie entgegen zu wirken.

Fall 21.

Viele Myopische werden erst durch die gleichzeitige Benutzung der qualitativen (farbigen) Licht-
Aenderung den lichtbrechenden Gläsern zugänglich gemacht.

Dieser therapeutisch ungemein einflussreiche Satz ver-
werthete sich unter vielen anderen Beispielen bei einem
vierzigjährigen Augenkranken Carl Schneider. Ihm fehlte
seit seinem zehnten Jahre in Folge einer hereditären Myopie
in hohem Grade die Ferne, welche sich in den letzten Jahren zur grossen Besorgniss — wie es so oft zu geschehen
pflegt — durch zutretendes Netzhaut-Leiden noch enger
einschränkte.

Derselbe las mit seinem rechten Auge bis höchstens
auf 6 Zoll, mit dem linken Auge gerade nur halb so weit.
Legte ich ihm während des Lesens nur vor das schwächere linke Auge ein Planglas in Nüance IV vor, so bemerkte ich deutlich, wie das Schriftblatt ganz allmählich
fortglitt. Nach 10 Minuten hatte der Kranke eine Sehferne
von 15 Zoll erreicht, und was ich fast noch höher anschla-
gen möchte, das linke Auge las, für sich allein erprobt, statt
auf 3 bis auf 9 Zoll.

Dies Experiment diente zunächst, um die kräftige Wirkung der blauen Licht-Abschattung an den Tag zu legen
und den Erfolg zu beweisen, den die Wiederherstellung der
binocularen Combination auf Erwerb der Sehferne schon für
sich allein ausübt. Der ganze Ertrag des optischen Gewinnes aber machte sich erst geltend, als ich der abschatten-
den Brille,

　　　Plan in II rechts,
　　　Plan in V links,
noch die richtige Concav-Schleifung verlieh.

Während die oft wiederholten früheren Versuche, die
Sehferne durch ungefärbte Gläser zu verbessern, stets hatten
aufgegeben werden müssen, indem die Augen trotz geringen

Gewinnes alsbald in unerträglichen Reizzustand verfielen, so
eröffnete dem Kranken eine Brille,

    Concav No. 30. in Nüance II rechts,

    Convex No. 30. in Nüance V links,

in der beruhigendsten und ergiebigsten Weise die Wahrnehmung bis auf Entfernungen, die ihm noch niemals früher
zugänglich gewesen waren.

Fall 22.
Verlust der Ferne und Ausdauer im weissen Lichte.
Rascher Wiedererwerb der normalen Sehkraft durch die blaue Lichtart.

Eine vielleicht weniger bekannte Thatsache ist, dass
die Schuhmacher der Blendung viel ausgesetzt sind, und
unter ihnen wieder namentlich die geschicktesten, denen
es obliegt, die feinen Stepp-Nähte auf glanzledernen Schu-
hen und Stiefeln auszuführen. Bei Tage schon, noch mehr
aber bei ihrer künstlichen Beleuchtung durch die Glaskugel,
bringt das von der schwarzen Lederfläche stark reflectirte
Licht einen raschen Verfall der Netzhaut hervor. Zwei
Jahre pflegen höchstens dazu zu gehören, dass die betreffenden Arbeiter schon die entschiedensten Kennzeichen davon
tragen. Die Deutlichkeit und Ausdauer im Sehen sind dann
verschwunden, und die damit in gleichem Verhältniss ein-
geschränkte Sehferne lässt sich am genausten nach dem
Maassstabe feststellen. Und dieser Verfall des Sehvermögens
pflegt schon im Anfang der zwanziger Jahre sich geltend zu
machen.

Es schien mir eine Pflicht, für diese Leute bedacht zu
sein, und ich fand kein kräftigeres Gegenmittel, als das
blaue Licht, namentlich rechts und links verschieden tief
nüancirt, da in der Regel das eine Auge früher schwach zu
werden und auszuspannen pflegt, als das andere. Rauchgläser, in allen Abstufungen versucht, wollten den Kranken
nicht zusagen. Aber die blaue Lichtart gab mit jeder tieferen Nüance um viele Zolle grössere Sehferne und, zur rech-

ten Zeit verwendet, nicht selten eine radicale Heilung von
dieser Sehschwäche.

Unter den vielen Beispielen dieser Art, welche den
Stempel der grössten Uebereinstimmung zu tragen pflegen,
will ich nur folgenden mittheilen.

Der Schuhmacher T r e b e l, erst 21 Jahre alt, hatte
progressiv seine ursprünglich ausgezeichnete Sehkraft eingebüsst. Er las nur noch höchstens bis auf sechs Zoll weit,
und die Nothwendigkeit der Anstrengung und Unterbrechun-
gen steigerte sich in der letzten Zeit in merklicher Weise.

Schon die milderen Nüancen blauer Plangläser mehrten
seine Sehweite und namentlich die Zusammenstellung von

Plan in Nüance II rechts,

Plan in Nüance IV links,

sagte für die binoculare Combination so zu, dass er das
Schriftblatt bis auf 15 Zoll entfernte und nach einer
halben Stunde fortgesetzten Lesens unwillkürlich bis auf 20 Zoll angelangt war, während sonst
von dem Ausgangspunkte 6 Zoll seine Sehweite sich allmählich noch mehr einschränkte. Entfernte ich jetzt die Gläser,
so verblieb er auch bei unbewaffneten Augen noch eine Weile
in der gewonnenen Entfernung, das sprechende Zeichen, wie
hier eine radicale Heilung, und zwar ohne das lästige
Gebot der Schonung, binnen nicht langer Zeit erfolgen
werde. Diese Besserung konnte sich nicht deutlicher ausprä-
gen, als dass T r e b e l zu immer späteren Tages-Stunden erst
das Bedürfniss zu seiner Brille spürte, und nach Verlauf von
vier Wochen sich ihrer nur noch beim künstlichen Abend-
lichte bediente.

Fall 23. und 24.

Hornhautfleck des linken Auges. Die einseitige
Abschattung in blosser Planbrille gewährt die
dreifache Sehweite, bringt die verlorene Schärfe
und Ausdauer für die Arbeit zurück.

Der Schuhmacher B e s c h e s n i c k hatte seit seinem sie-

benten Jahre einen Hornhautfleck des linken Auges, der freilich nur klein und kaum bemerkbar war, aber an der un-
günstigsten Stelle, d. h. nach innen und unten, sich der
Pupille gegenüber befand.

Die Nachtheile, die so oft aus einem so übel gelegenen
Fleck für das ganze Sehvermögen erwachsen, ohne dass die
Kunst dagegen aufzukommen vermag, blieben nicht aus. Obgleich der Kranke noch nicht das zwanzigste Jahr erreicht
hatte, war seine Sehweite für's Lesen bis auf sieben Zoll zurück gesunken. Schärfe und Ausdauer im Sehen nahmen
progressiv ab. Vergeblich war jegliches radicale Kur-Ver-
fahren geblieben.

Ich führe kurz die Stufenfolge an, in der das blaue
Licht, je nach eingehenderer Verwendung, den Schaden
ausglich.

Die Abschattung des rechten wegen Trübung zum
Lesen ganz unfähigen Auges durch Planglas in Nüance III
brachte die Sehweite beider Augen für's Lesen von 7 auf
12 Zoll.

Die Abschattung des rechten Auges durch Nüance IV
bis auf 16 Zoll.

Die Abschattung endlich durch

     Planglas in III rechts } bis auf 22 Zoll!
     Planglas in V links

Der palliativ bedachte Kranke arbeitete von Stunde an
mit mehr Sehkraft und Ausdauer, als ihm je zuvor zu Gebot
gestanden hatte, des Umstandes unerachtet, dass dasjenige
Auge, von dem alle Nachtheile ausgegangen waren,
bei der isolirten Erprobung unter dem blauen Glase
kaum einen geringen Vortheil verrieth. Nur die Wiederherstellung der Ordnung in den binocularen Verhältnissen
konnte es also sein, aus der die grössere Sehferne und die
vielseitigen sonstigen Erfolge dieses Falles hervorgingen.

In ähnlicher Weise beobachtete ich die gänzliche Ent-
werthung der Sehkraft durch einen geringfügigen Hornhaut-

fleck des linken Auges bei einem Schuhmacher B e t k e. Auch
bier trat unter den einzelnen Benachtheiligungen der Verlust
der Sehferne, aber auch ebenso entschieden der Gewinn in
dieser Beziehung durch einseitige Abschattung als messbarste
Thatsache in den Vordergrund.

Der Kranke, noch nicht 22 Jahre alt, vermochte beim
Lesen das Buch höchstens bis auf acht Zoll zu entfernen,
und alle übrigen Einschränkungen des Sehsinnes standen damit in gleichem Verhältniss.

Eine blosse Planbrille,
in Nüance II rechts,
in Nüance V links,

gewährte sofort für das Lesen eine bequeme Sehweite von
2 Fuss und verringerte in eben so viel die übrigen Belastun-
gen der Sehkraft, zumal wo eine dauernde Anstrengung der
Augen erforderlich war.

Ich habe nicht nöthig, auf das so ungemein weite Gebiet aufmerksam zu machen, wo unheilbare Hornhaut-Trübun-
gen uns zeither nöthigten, die Kranken ihrem Schicksal vollkommen zu überlassen. Eine freiere Therapie wird sich hier
unfehlbar entfalten, und mit grösster Leichtigkeit wird nach
den von mir gewonnenen Grundsätzen die blosse Lichtwandlung die niedergehaltene Arbeitskraft Unzähliger verviel-
fältigen!

Das blaue Licht giebt die Nähe.

Ist dem Auge die Wahrnehmung ferner Gegenstände
geblieben, aber die Unterscheidung naher und kleiner
Gegenstände aus zu geringer Lichtbrechung unmöglich:
so begreifen wir diesen Fehler unter dem Namen Weitsichtigkeit, Makropia oder Presbyopia, und unsere Hülfe besteht in der Anwendung von Convexlinsen,
welche die Bestimmung haben, dem zu gering lichtbrechenden Auge die aus der Nähe kommenden und
besonders stark divergirenden Strahlen genügend con-
vergent in die Pupille zu senden, so dass dieselben bei
ihrer ferneren Brechung nicht zu spät, d. h. erst hinter der Netzhaut, sondern, wie im gesunden Auge, auf
der Netzhaut selbst sich begegnen und ein scharfes Bild
entwerfen.

Drei Jahrhunderte hindurch bediente man sich der
Convexgläser rein empirisch, bis erst Kepler nachwies,
worin das Wesen der Weitsichtigkeit besteht, und
worin die eigentlich wirksame Eigenschaft der Convexgläser zu suchen ist. Und wiederum sind seit Kepler

bald drei Jahrhunderte verflossen, ohne dass sich die
Therapie auf diesem Gebiete eines nennenswerthen Fort-
schrittes erfreut hätte, und man in der Behandlung dieses Accommodationsfehlers durch feinere Krankenbeob-
achtung und sachgemässere Individualisirung diesen Leidenden näher getreten wäre.

Auch noch heute, wie gross auch die Zahl der darüber verfassten Werke angewachsen, ist thatsächlich
von keiner anderen Hülfe als von der blossen Lichtbrechung die Rede, während es auf der Hand liegt,
dass die lichtbrechenden aber dabei auch ebenso eine
concentrirtere Lichtmenge auf die Netzhaut
sammelnden Convexlinsen für die eine Hälfte der
Weitsichtigen nicht nur unzureichend sind, sondern geradezu eine solche schädliche Wirkung ausüben, welche der
Krankheit den besten Vorschub leistet. Unverkennbar
hat man sich bei der Behandlung nur um die ausge-
bildete Krankheit und um das fertig gewordene Missverhältniss in der Lichtbrechung des weitsichtigen Auges
bekümmert, statt, wie überall in der Therapie, die Entwicklung des Leidens zu berücksichtigen und je nach den
Ursachen für die einzelnen Fälle eine rationelle Grundlage bei der Wahl der Mittel zu
gewinnen.

Namen sind zwar gleichgültig; aber in ihnen,
wenn sie aus Zeiten herrühren, wo man in der Wissenschaft weniger sonderte, giebt sich oft am besten die
einseitige Auffassung einer Krankheit zu erkennen, unter
deren Druck dann auch die Therapie lange verharren
musste. Durch die beliebte und mit Unrecht verallge-
meinerte Benennung Presbyopia (die Fern- oder Weit-

sichtigkeit alter Leute) spricht sich auch ziemlich unumwunden die Ueberzeugung aus, dass es für diese Art
der Accommodationsfehler weder ein vorbeugendes noch
rückgängig machendes Mittel gebe, und dass auch denjenigen, welche in verfrühter Weise in ihren Sehorganen
altern, nichts übrig bleibt, als mit den wirklich alt Gewordenen sich desselben Mittels zu bedienen. Säftelos
und flach in seinen Medien geworden, matt und ent-
spannt in seinem der Nähe dienenden Muskelapparat,
habe das einmal weitsichtige Auge — so glaubte man —
nur noch den einzigen Ersatz in den Convexlinsen zu
suchen.

Aber leider bezieht aus dem Alter die Makropie nur die eine Hälfte ihrer Bekenner. Stillschweigend übersah die Therapie die andere Hälfte, bei welcher
das Auge, nur weil es von Arbeit überlastet und von
zu scharfem Lichte über das Maass gesättigt ward, dem
übrigen Körper an Jahren vorauseilt. Den Laien beschleicht mit Recht ein unheimliches Gefühl, wenn er
sich mit der Verwendung schwerer Convexlinsen schon
allzufrüh unter die Marke des Alters fügen soll. Um
eine Makrobiotik des Auges handelt es sich, auf dass
dasselbe nicht vor der Zeit in Makropie verfalle, und
diese Kunst, seine rüstige Einstellung für die Nähe zu
verlängern, wird sich schwerlich anders verwirklichen,
als wenn wir danach trachten, denjenigen Centraltheil
des Auges angemessen vor Ueberreizungen und also
auch vor Erschlaffung zu bewahren, der nicht nur zur
Auffassung der sichtbaren Gegenstände geschaffen ist,
sondern auch die wichtige Bestimmung hat, durch Reflexwirkung die Einstellungsmuskeln für die Nähe zu be-

herrschen und dauernd in Spannung zu erhalten. Netzhaut und Accommodations-Apparat theilen in viel höherem Grade, als man in der Therapie zu bedenken
pflegt, ein an einander gebundenes, einheitliches Leben,
und wo die Netzhaut Ungebührlichkeiten ertragen muss
und erlahmt, da folgt die Erschlaffung des Muskel-
Apparates auf den Fuss nach.

Wer eine solche Ansicht nicht für eine blos erklü-
gelte hält, der muss fast unwillkürlich auf den Gedanken geleitet werden, dass aus dem vermittelnden Lichte
wieder die schonenden blauen Strahlen eine neue Seite
therapeutischer Wirksamkeit gewinnen. Sie bilden in der That das ebenso natürliche wie leicht erreich-
bare Mittel für die ganze Klasse von Kranken, welche,
noch in voller Lebenskraft stehend, die Nähe verlieren
und die weiteste Berechtigung haben, vor Presbyopie
geschützt zu werden. Durch die Art, nicht durch die
Beugung der Lichtstrahlen wird ihrem Accommodationsfehler vorgebeugt; wo der Fehler des Alters schon zu
früh in ihnen die ersten Stadien durchlief, wird ihm
noch gründlich abgeholfen, und wo derselbe, länger ein-
gewurzelt, schon der schwächeren Linsen nicht mehr
entbehren kann, wird seinem sonst rasch erfolgenden
Wachsthume durch eine gleichzeitige Verwendung des
blauen Lichtes wenigstens Einhalt gethan. Und wenn
der genannten Lichtart in dem eben vorausgeschickten Abschnitt, bei dem entgegengesetzten Accommodationsfehler, eine Bedeutung und eine heilsame Kraft beige-
messen wurde, so galt es um so mehr, durch den
schlussgerechten Gang der jetzigen Darstellung, den
blauen Strahl aus seinen Eigenschaften heraus in einer

anderen krankhaften Verkettung als ein unersetzliches
nähebeförderndes Mittel kenntlich zu machen.

Zwar geht schon aus der optischen Thatsache, dass
das blaue Licht eine grössere Brechbarkeit besitzt, klar
genug hervor, dass dasselbe bei gesunkener Brechungskraft des Auges ein gleich nützliches Palliativ sein könne,
wie die farblosen convex geschliffenen Medien. Aber
unvergleichlich wichtiger, als diese physikalische Eigenschaft, sind die Beziehungen, welche der blaue Strahl
unmittelbar zur Vitalität der Netzhaut, und von
dort aus mittelbar auf das Einstellungsvermö-
gen für die Nähe hat.

Die Therapie muss hier eine ebenso verschiedene
sein, als das Wesen dieses Sehmangels schon in der
Wurzel auseinandergeht. Während die Presbyopie alter
Leute ein primärer in Form und Muskelkraft des Auges
begründeter, naturgemässer Zustand ist, für den es nur
ein Palliativ in den weissen Convexgläsern giebt,
ist die nicht minder häufige vorzeitige Makropie
ein von der Netzhaut ausgehender, nur secundär der
Accommodation aufgedrungener Fehler, der vermieden,
vor Steigerungen bewahrt, ja noch gebessert werden
kann, sobald wir nur, das Verhältniss von Ursache und
Folge beachtend, das blaue Licht als das Hauptmittel
verwenden und die Convexschleifung nur in soweit hin-
zufügen, als es der bereits in dem motorischen Apparat
verbreitete secundäre Krankheits-Antheil erfordert.

Doch die Benutzung des blauen Lichtes zur planmässigen Abwehr der Makropie, und zur Beschränkung
der Presbyopie auf ihre berechtigte Lebenszeit würde
lange nicht so erspriesslich sein, käme bei diesem Mittel

nicht auch hier wieder ein besonders günstiger Umstand
in Betracht, der die Erfolge des combinirten Verfahrens
erst auf den Höhepunkt bringt. Wir sind im Stande,
dem Kranken, welchem die Deutlichkeit der Nähe sonst
unabwendbar schwinden würde, die Hülfe des blauen
Lichtes nicht nur vor b ei d en Augen in derselben Stärke,
sondern noch viel zweckmässiger vor j e d e m Auge in
an d e r s gewählter Abstufung zu gewähren, sobald das
eine Auge das vornehmlich schuldige ist, und die Umstände mit in Erwägung kommen, welche als Verkettung
in der binocularen Combination so schädlich auf die Einstellungskraft auch des anderen Auges weiterwirken.

Der Schwerpunkt einer solchen individualisirenden
Gläser-Therapie liegt in der grossen Nachhaltigkeit
derselben. Während der nach bisheriger Weise nur
symptomatisch und ohne Rücksicht auf seine Netzhäute
nur mit immer stärker gewählten Convexgläsern Behan-
delte seinem Grundfeinde gegenüber, d. h. in dem weissen
Licht verbleibend, die Nähe immer von neuem verliert,
behält der mit blossem blauen Lichte oder mit viel
schwächeren blauen Convexgläsern Versehene einen
dauernden Halt. Wer wird also ein auch bei Makropie
so handliches und fügsames zweites Mittel nicht willkommen heissen? In Wahrheit ein Theil der Therapie,
den man in seiner Alltäglichkeit und scheinbarer Einförmigkeit für abgeschlossen und für fernere Bestre-
bungen kaum noch beachtenswerth hielt, gewinnt durch
seine jetzige Individualisirbarkeit, und durch die grosse
Zahl der hier sich hinein drängenden Fälle wieder einen
schöpferischen Charakter und neue Anziehungskraft für
den eingehenden Augenarzt.

Doch wenden wir uns von diesen Betrachtungen
ab, welche auch für mich nichts weniger als leitend
waren, sondern sich nur den therapeutischen Beobachtungen unabweislich anschlossen, und lassen wir die
Erfolge selbst sprechen, welche das blaue Licht allein,
oder mit der Schleifung des durchsichtigen Mediums
verbunden, für die Einstellung des Auges auf nahe
Sehobjekte leistet, und es ergiebt sich alsdann eine dreifache Stufenfolge in der Entwicklung der Makropie.

Erste Entwicklungs-Stufe (Macropia incipiens
seu retinalis).

Zunächst enthüllt uns das blaue Licht eine Klasse
von Kranken, bei welchen die Weitsichtigkeit noch ihren
ursprünglichsten Charakter trägt, nur in der Netzhaut
allein wohnt, und den Accommodations-Apparat noch gar
nicht in ihr Gebiet mit hinein gezogen hat. Während
die hierher Gehörigen bei angestellten Versuchen in der
Ferne so gut erkennen, dass sie sich mit jedem Gesunden messen können, fehlt ihnen die Unterscheidung in
der Nähe. Sie erhalten aber die Nähe zurück
durch blosse blaue Plangläser und dieser Erfolg
ist ebenso überraschend, als er uns auf die Pathogenie
dieses Sehmangels unabweisbar hinführt. Solche Kranke
lesen z. B. noch geläufig, sobald man sie nur darin gewähren lässt, dass sie ein zur Hand genommenes nicht
allzufein bedrucktes Schriftblatt bis auf zwei Fuss und darüber hinaus von sich entfernt halten. Sie gewinnen dagegen beim Lesen sofort den beliebigen normalen Nähepunkt, und rücken das Schriftblatt genau in demselben
Verhältnisse dichter zu sich heran, als man ihren Augen

in steigender Scala von I bis VI die blauen Plangläser von immer dunkler werdender Färbung vorlegt. In das richtige Lichtmedium gebracht, unterscheidet jeder Einzelne dieser Kranken dann auch wieder die feinsten Schriftarten, welche dem Weitsichtigen bekanntlich entschwinden, während sie dem Gesunden zugänglich sind, weil dieser sich die gehörige Annäherung erlauben kann.

Diese Fernsichtigen der ersten Entwicklungs-Stufe sind offenbar nur deshalb auf die Weite angewiesen, weil ihrer gereizten Netzhaut die nahen respective kleinen Objecte zu stark leuchten, oder, wie sie sich darüber auszudrücken pflegen, „blenden, ihnen ein unangenehmes zuletzt unerträgliches Flimmern" verursachen. Ihrer durch Uebermaass von Licht gesättigten Netzhaut erscheint ein noch so schöner schwarzer Druck in der Nähe grau und blass, ohne scharfe Contouren, also überhaupt undeutlich. Die weissen Convexlinsen jedweder Nummer, durch welche man ihrer Weitsichtigkeit abzuhelfen versucht, weisen sie entschieden zurück, weil jedes das Licht brechende Glas auch mehr Licht auf ihre Netzhaut sammelt, mithin diejenige Schädlichkeit, in Folge deren sie gerade die Nähe hatten aufgeben müssen, nur noch erhöht. Die blauen Plangläser dagegen halten die rothen und gelben Strahlen von ihrer empfindlichen Netzhaut in entsprechendem Maasse ab, während sie den veranlassten quantitativen Verlust an Licht nebenher durch ihre eigene qualitativ grössere Wahrnehmbarkeit ergänzen. Ungestraft können sich die Kranken wieder der Lichtquelle nähern und in demselben Grade wieder die kleinen und kleinsten Objecte erkennen.

Diese therapeutische Betrachtung, so schlicht und einleuchtend sie ist, hat eine ungemein grosse Gültigkeit für das Leben, wo überall und auf die verschiedenste Art, durch das unablässig werbende weisse Licht, schon aus den allzufrühen Lebensjahren der Weitsichtigkeit, lediglich von der Netzhaut aus (und deshalb der Name Macropia retinalis), ein starker Ersatz gewonnen, und das Alter in die Jugend hineingeschoben wird. Die Beschäftigung in zu grosser Helligkeit und die dauernde Beschäftigung mit kleinen Gegenständen in der Nähe stehen rücksichtlich ihres schädlichen Einflusses vollkommen in gleicher Linie. Der täglich vor der Esse der Dampfmaschine postirte Heizer, wie der beständig mit dem Fassen der feinsten Stickrosen beschäftigte Juwelier treten zuletzt als gleich vernichtete und auf gleiche Therapie angewiesene Gesichtsleidende vor ihren Arzt. Beide befinden sich nur als die lautesten Vertreter an der Spitze einer vielfach abgestuften Reihefolge von ähnlichen Leidenden, deren Aetiologie sich uns nur nicht so schroff und unumwunden aufdrängt.

Zweite Entwicklungs-Stufe (Macropia defatigata seu Kopiopia).

Der einfachen Macropia retinalis schliesst sich die Klasse derjenigen Weitsichtigen an, welche die Uebergangs-Stufe zur vollendeten Makropie bilden. Bei diesen Kranken ist bereits von der lichtscheuen Netzhaut aus eine Rückwirkung auf den Accommodations-Apparat erfolgt. Die zur Gewohnheit gewordene Vermeidung der zu stark leuchtenden Nähe hat secundär einen Nachlass in der Contraction der betreffenden Muskeln verursacht,

einen Nachlass, der sich nicht zu jeder Zeit, wohl aber
bei der dauernden Beschäftigung mit nahen Objecten
geltend macht. Mit anderen Worten, die Einstellungsmuskeln für die Nähe fallen zu rasch der Ermüdung
(Kopiopia) anheim.

Man sieht dergleichen Kranke, wenn sie sich eine
Zeitlang ausgeruht haben, wohl ihre Arbeit in ange-
messener Nähe beginnen, aber auch ebenso sich sehr
bald und allmählich immer mehr daraus entfernen. Wer
von ihnen z. B. bei acht Zoll Entfernung Anfangs bequem las, den findet man schon nach einer Viertel-
Stunde das Schriftblatt in einer Entfernung von sechszehn Zoll und weiter halten, und zwar nicht mehr, wie
bei der vorhergegangenen Klasse, aus blossem Schonungs-
Bedürfnisse für die Netzhaut, sondern schon gezwungen
durch wirkliche Erschlaffung des Accommodations-Appa-
rates, d. h. durch überhand nehmende Weitsichtigkeit. Und wenn man in der neueren Zeit darin
ziemlich übereingekommen ist, die Augenermüdung als
einen selbstständigen Krankheitszustand mit dem besonderen Namen Kopiopia zu belegen, so muss ich als
häufigste Species dieser Augen-Affection und zum Gegensatze von einer Art von Ermüdung, die sich bei den
Myopischen (Siehe darüber Cap. IX 6.) vorfindet, eine
Macropia defatigata in das System einreihen.

Diese von der Netzhaut aus verschuldete Kopiopia
hat man Gelegenheit schon häufig bei den jüngsten Individuen wahrzunehmen, wo man um so weniger einen
schon selbstständig geschwächten Accommodations-Apparat erwarten darf. Nur muss ich hierbei die Bemerkung
einflechten, dass, wenn man über ein solches charak-

teristisches Zurückweichen vom Arbeits-Object sich nicht
aus der eigenen Beobachtung und Anschauung des Kranken überzeugt, man davon überhaupt nichts zu wissen
bekommt. Denn das Entfernen des Objects ist eben ein
vollkommen unwillkürlicher Act des Kranken. Unter
Hunderten giebt es kaum Einen, der sich dessen bewusst
wird, und sich dazu anliesse, seinem Arzte darüber eine
andere Mittheilung zu machen, als „dass er schliesslich
bei der Arbeit ermüde, und wider Willen zur Unterbrechung gezwungen werde."

Aber wichtiger als die Aetiologie und Pathogenie
dieser Kopiopia, deren Natur ich hier klar zu machen
und als eine mittlere Entwicklungs-Stufe der Weitsichtigkeit darzustellen versuchte, ist die uns jetzt zu Gebote
stehende rationelle Therapie. Wie das Leiden ein doppelt begründetes ist, so ist ihm auch nur durch eine
zusammengesetzte Hülfe beizukommen. Erklärlich
ist es, dass der Kranke, welcher das Schriftblatt allmählich bis auf sechszehn Zoll hinausschieben musste,
und endlich mehr den Weitsichtigen als den Gesunden
zuzuzählen ist, in weissen Convexgläsern nur eine tem-
poräre Auskunft haben, und andererseits in blossen blauen
Plangläsern nur einen wohlthuenden Einfluss verspüren
kann. Dagegen wahre Hülfe und volle Befriedigung
können ihm erst die combinirten blauen Convexgläser gewähren, unter deren schonendem Schutze und
lichtbrechenden Kraft er die Nähe nicht wieder aufgiebt,
d. h. der Ermüdung gänzlich überhoben wird.

Das Verhältniss, in dem die beiden Hülfsmittel mit
einander combinirt werden müssen, ist indessen ein individuell sehr verschiedenes. Von zwei in ihrer äusseren

Erscheinung und im Grade der Ermüdung vollkommen
gleichen Kranken hat der Eine noch hauptsächlich an
dem primären Reizzustande seiner Netzhaut zu leiden,
der ihm nicht erlaubt, sich der Lichtquelle angemessen
zu nähern, der Andere hat in höherem Maasse durch
den rasch erschlaffenden Muskelapparat des Auges die
Nähe eingebüsst. Während wir jenem durch die sehr
schwach geschliffenen aber tief blauen Convexgläser
No. 80. in Nüance VI vollständig zur Nähe verhelfen,
bedürfen wir dazu für den Letzteren schon der Wahl
der stark geschliffenen aber schwach gebläuten Convexgläser No. 20. in Nüance III. So nur werden Beide sich
wieder dauernd ihrem Berufe widmen, und bei ihrer
Thätigkeit selbst oft radicale Heilung erfahren können.

Und wenn der in der Hyalophthalmiatrik weniger
geübte Arzt von Anbeginn nicht bestimmen kann, in
welchem Verhältnisse wohl bei einem Kranken die Macropia retinalis zur Macropia muscularis stehen mag, so
ist ein sorgfältiges Versuchen das sicherste Mittel, um
die passendste Combination aufzufinden.

Der individualisirenden Behandlung ist aber auch
dann noch nicht einmal ihr volles Recht geschehen, wenn
wir das Verhältniss der Lichtart zur Lichtbrechung im
Ganzen festgestellt haben. In der Wahl der blauen
Lichtart selbst ist wiederum als noch speciellere Aufgabe die Erforschung eingeschlossen: wie tief die Nüance
für das rechte und wie tief sie für das linke Auge sein
muss, damit der an Kopiopie Leidende wieder am voll-
ständigsten die Nähe gewinnen und dauernd festhalten
könne.

In dieser Beziehung muss ich hier auf die thera-

peutisch wichtige Thatsache aufmerksam machen, dass
die vorzeitige Weitsichtigkeit sogar meistentheils nur in dem einen auf irgend eine ge-
ringfügige Weise schadhaften Auge ihren Ent-
stehungsgrund hat, während das andere in sich
gesunde Auge den Accommodationsfehler nur mitmachen
muss. Daher pflegt auch die zweckmässigste Einrichtung darin zu bestehen, dass wir von den zwei Augen
des Kopiopischen das eine mit einem dunkleren, das
andere mit einem verhältnissmässig helleren Convexglase unterstützen. In messbarer Weise gewinnt dann
der Kranke besser die Nähe und bekommt das Gefühl,
dass er ihrer um so dauernder Herr bleiben werde, weil
ihm die Hülfe ebenso genau entgegenkommt, als seine
Krankheit an verschiedenen Stellen ihre Keimpunkte gehabt hatte.

Eine Combination

$+$ 60 in III für das rechte,

$+$ 60 in V für das linke (z. B. durch eine kaum

entdeckbare nubecula schwächere) Auge,

erwirbt also für einen beispielweise gewählten Fall in
wirksamerer Weise die Nähe, als wenn wir die selbst
stärker geschliffenen Gläser

$+$ 40 $\begin{cases} \text{beiderseits} \\ \text{in Nüance IV} \end{cases}$

gewähren. Und auch bei dem Gegenversuche, die obige
Brille mit $+$ 60 so vorzulegen, dass die Nüancen in
umgekehrter Weise die Augen schützen, erweist es sich
sofort, dass der Gewinn der Nähe bedeutend und oft
bis über die Hälfte herabsinkt.

Dritte Entwickelungs-Stufe (Macropia perfecta).

Erst nachdem die beiden früheren Stadien, denen keine Abhülfe geboten wurde, durchlaufen sind, gelangen unsere jugendlichen Kranken zu der Energielosigkeit ihrer Accommodationsmuskeln, wobei, wie bei der eigentlichen Presbyopie, Ein- für Allemal, und auch selbst nach vorausgegangener Ruhe, die Einstellung des Auges für die Nähe unmöglich geworden. Unter den Convexgläsern kann ich die Nummer 20 ungefähr als diejenige bezeichnen, zu der man alsdann schon seine Zuflucht nehmen muss, um gewöhnliche Druckschrift genügend erkennbar zu machen.

Wie ganz anders ist aber auch hier der Erfolg, wenn wir diesen am weitesten vorgerückten Kranken das Licht nicht nur richtig brechen, sondern auch für ihre Netzhaut schonend genug zurichten! Stunden und Tage lang sind sie fähig, unter denselben aus blauer Glasmasse geschliffenen Linsen unablässig zu lesen, oder sonst in der Nähe ihr Geschäft eifrig zu betreiben, während sie die aus weisser Glasmasse geschliffenen Gläser schon nach wenigen Minuten als feindselig verblendende Werkzeuge zurückweisen.

Casuistik.

Fall 25 bis 30.

Fall 25.

Ein blaues Planglas nur vor dem rechten Auge
bringt einem Kranken mit einseitig begründeter
Presbyopia incipiens die gewichene Unterscheidung naher Gegenstände zurück.

Der Kunst-Tischler Frank, wiewohl erst im Anfang
der zwanziger Jahre, machte die Bemerkung, dass ihm das
Erkennen in der Nähe in besorglicher Weise schwand, und
da sich bei jeder andauernden Anstrengung ein Schmerz im
oberen Augenlide rechter Seits seiner Sehstörung zugesellte,
so hatte dies bei ihm den Verdacht auf Rheumatismus er-
weckt. Der Kranke stellte sich mir im Mai 1857 vor, und
fand ich bei genauerer Untersuchung folgende eigenthümliche
Sachlage, von welcher er selbst bis dahin keine Wahrnehmung gehabt hatte:

Das rechte Auge war für sich allein presbyopisch; denn
während das linke Auge für's Lesen seinen Nähepunkt bei
6 Zoll hatte, begann das rechte erst bei anderthalb Fuss,
dieselbe Schrift zu unterscheiden. Für den Fernpunkt waren
beide Augen gleich und erreichten ohne Schwierigkeit 3 Fuss.
So erklärte sich auch, dass der Kranke während seiner jüngst
verflossenen militairischen Dienstzeit niemals ein Hinderniss
verspürt, im Gegentheil als Gardeschütze sich vor vielen
seiner Kameraden bei den Schiess-Uebungen ausgezeichnet
hatte.

Des wissenschaftlichen Vergleiches wegen beschloss ich,
gegen dieses Augenübel die Hülfe älterer Art durch Convexgläser (Lichtbrechung) und die neue Hülfe durch ein einzel-
nes blaues Planglas (qualitative Lichtänderung) genau nebeneinander zu versuchen.

Es ergab sich, dass ich für das rechte Auge in der

Reihefolge der weissen Convexgläser bis auf No. 30., in der
Reihefolge der blau nüancirten Plangläser bis auf No. VI.
steigen musste, um den Erfolg zu haben, dass das rechte
Auge für sich allein, gleich dem linken, in der Nähe von
6 Zoll zu lesen vermochte.

In der Hauptsache der Behandlung, der Wiederer-
möglichung des Zusammenwirkens beider Augen,
stellte es sich aber alsbald heraus, dass das weisse Convexglas No. 30. unbrauchbar war, während das blau nüancirte
Planglas beiden Augen die Thätigkeit leicht und dauernd zu-
sammenlegte. Denn bei der ersten Bewaffnung:

+ 30 in Weiss rechts,

Plan in Weiss links,

las der Kranke zwar eine Weile nahe genug, aber nur unter
häufigem Augenlidschlage, unter dem Gefühl jenes vermeintlich
rheumatischen Schmerzes, der Anstrengung in beiden Augen
und mit dem deutlichen Verlangen, das Schriftblatt allmählich
weiter zu entfernen.

Eine für mich wichtige Thatsache war endlich noch die,
dass in demselben Moment das Lesen in der Nähe plötzlich
wie abgebrochen, und wieder auf grössere Ferne verwiesen
war, sobald ich das Convexglas entfernte.

Bei der Bewaffnung

Plan in Nüance VI rechts,

Plan in Weiss links,

hingegen las der Kranke nahe, behaglich, deutlich,
dauernd, schmerzlos, auch unbekümmert, ob ich ihm
abwechselnd das rechte oder linke Auge schloss, und endlich, wenn ich die in der Beleuchtung combinirte Brille plötzlich entfernte, so dauerte noch hinterher ganz wie unter dem
Schutze derselben die Fähigkeit, nahe zu lesen, eine ganze
Weile unverändert fort, bis allmählich die Einwirkung des
weissen Lichtes die frei gewordene Thätigkeit des rechten
Auges für die Nähe wieder lähmte.

Der Kranke gab mir nachträglich noch einige Male Gelegenheit, seinen Zustand zu prüfen. Ich überzeugte mich,

dass jedesmal die letzterwähnte Nachwirkung der Brille an Dauer gewonnen hatte.

Fall 26.
Eine einseitige Hornhaut-Trübung giebt Veranlassung zu frühzeitiger Weitsichtigkeit und die
einseitige blaue Lichtabschattung ist das Gegenmittel.

Die Erfahrung hat zur Genüge mich überzeugt, dass Personen mit einseitiger Hornhaut-Trübung verhältnissmässig viel früher und tiefer in Presbyopie versinken, als es dem natürlichen Laufe nach Statt finden sollte. Unverkennbar liegt die Schuld hiervon in der binocularen Combination und der davon wieder ausgehenden lähmenden Rückwirkung auf die Accommodation des getrübten sowohl als auch des gesunden Auges. Die einseitige Abschattung kann vor solcher verfrühten Weitsichtigkeit nicht nur schützen, sondern bringt auch selbst da, wo dieselbe schon erfolgt ist, noch nachträg-
lich die bündigste Hülfe.

Frau B . . . war, wiewohl sie das vierzigste Jahr noch nicht erreicht hatte, bereits so weitsichtig geworden, dass sie beim Lesen das Schriftblatt nicht unter 18 Zoll nähern konnte, **und trotz der Steigerung bis auf Convexgläser No. 25. keine genügende Ausdauer besass.** Eine Hornhaut-Trübung des rechten Auges, welche sich bei ihr aus der Kindheit her erhalten hatte, veranlasste mich, einseitig das blaue Licht zu verwenden. Jedes tiefer nüancirte Planglas, welches ich dem rechten beiläufig zum Lesen unfähigen Auge vorlegte, erlaubte ihr, das Schriftblatt um einige Zoll näher zu rücken. Durch Nüance VI war das binoculare Sehen bis so weit geordnet, dass die Kranke bequem auf 9 Zoll las.

Eine Brille
  Plan in Nüance II links,
  Plan in Nüance VI rechts,
entsprach allen Wünschen, um in der Nähe deutlich und dauernd zu unterscheiden.

Nur für die Beschäftigung mit sehr kleinen Objecten bei künstlicher Beleuchtung hielt ich es zweckentsprechender, die qualitative Lichtänderung mit schwacher Lichtbrechung in einer Brille

Convex 70 in Nüance II links,

Convex 70 in Nüance V rechts,

zu vereinigen. Rechts und links gleich nüancirte Convexgläser, auch von viel stärkerem Wölbungsgrade, welche ich des Gegenversuches wegen anwendete, wurden sämmtlich als wirkungsloser von der Kranken zurückgewiesen.

Fall 27.

Ein blaues Planglas in Nüance III, dem rechten Auge vorgelegt, eröffnet bei einer Presbyopia defatigata beiden Augen die Unterscheidung in der Nähe und gewährt damit Schmerzlosigkeit und Ausdauer beim Sehen.

Otto Boeck, 27 Jahre alt, wurde seit 6 Monaten durch sein scheinbar mehr und mehr schwindendes Sehvermögen in seiner Beschäftigung als Klempner so behindert, dass er nur mit gröberen Arbeiten sich befassen konnte. „Bald nach „Beginne seiner Thätigkeit stelle sich rechter Seits ein Ge- „fühl von Druck im oberen Augenlide ein, welchem dann „Undeutlichkeit und schliesslich gänzliche Unfähigkeit der „Unterscheidung nachfolge."

Bei genauerer Einzelprobe der Augen ergab sich eine wesentliche Verschiedenheit in der Sehweite. Das linke las von 6—12 Zoll ohne alle sonstige Nebenerscheinungen. Das rechte Auge las von 12—24 Zoll, und jener Druck im oberen Augenlide erschien in seiner vollen Stärke, sobald ich den Kranken anhielt, in der möglichsten Nähe von 12 Zoll andauernd zu lesen. Mit dem Vorlegen eines Planglases in Nüance III hingegen verschwand nicht allein das Gefühl des Druckes spurlos, sondern das Auge erhielt die Fähigkeit, dauernd und ohne Mühe bis in die Nähe von 6 Zoll zu lesen. Unter dem lichtmildernden Glase war das-

selbe in jeder Beziehung dem linken Auge gleich
fungirend!

Wie sich erwarten liess, wurde nun durch die einseitige Farbenunterstützung auch die gemeinsame Thätigkeit
der Augen wieder frei. Mit einer Brille, bestehend aus
einem

> Planglase in azurblauer Nüance III rechts,
> Planglase in Weiss links,

war der Kranke aller Beschwerden überhoben, und von
Stunde an in seiner vollen Arbeitskraft.

Fall 28.

**Blaue Abschattung der Convex-Brille No. 40. in
stärkerem Maasse vor dem rechten (schwächeren)
Auge erwirbt bei einer Kranken mit Presbyopia
defatigata die Nähe und damit die Dauer.**

Frau Ziech, 38 Jahre alt, hatte die Einstellungskraft
für die Nähe und damit den dauernden Gebrauch der Augen
eingebüsst. Selbst nach vorausgegangener Ruhe war die
Kranke nicht im Stande, das Schriftblatt näher als 14 Zoll
zu halten, und beobachtete ich dieselbe anhaltend, während
sie las, so deutete mir ein plötzlich erfolgender Augenlid-
schlag auf eine objective Weise genau den Zeitpunkt an,
von welchem ab das Erkennen der Schrift nur noch mühselig von Statten ging. Ein allmähliches Entfernen des
Schriftblattes gab dann eine augenblickliche Aushülfe, bis
die Kranke schliesslich zu einer Sehweite von 22 Zoll zu-
rückgewichen war. Hier aber erfolgte dann gänzliche Ermüdung. Seit Jahren schon hatten immer stärkere Steigerungen in den Convexgläsern aushelfen müssen. Die letzten
derselben, No. 20., vergrösserten schon merklich die nahen
Objecte, ohne deswegen Ausdauer gewähren zu können.

Auf ein anderes Mittel als auf blosse Lichtbrechung
musste also hier Bedacht genommen werden. Bei der deshalb angestellten Einzelprobe der Augen ergab sich sehr
bald der Grund, weshalb die bisherigen Versuche mit weissen

Gläsern misslingen mussten. Das rechte Auge war schwächer, trug die Schuld an einer heimlichen Disharmonie der
Sehorgane und gab die Veranlassung zu jenem Blinzeln der
Lider. Seinem Baue nach so weitsichtig wie das andere,
sah dasselbe dennoch weniger weit, und auch in der Nähe
selbst weniger deutlich seiner trägeren Netzhaut wegen.
Dies forderte für sich allein ein gemässigteres und wahrnehmbareres (rascher schwingendes) Licht, um mit der Netzhaut
des linken Auges wieder in gleich lebhafte Thätigkeit versetzt zu werden.

Deshalb entsprach auch eine Convex-Brille No. 40. mit
gleicher Lichtänderung vor beiden Augen (in Nüance IV)
nicht den vorliegenden Krankheits-Verhältnissen. Denn wenn
ich bei der versuchsweisen Anwendung einer solchen Brille
die Augen abwechselnd schloss, so bedurfte das rechte
(schwächere) Auge noch einer ganzen Weile, ehe ihm die
Schrift auf dem Probeblatt mit der Klarheit entgegentrat,
wie solche dem linken Auge mit dem ersten Hinblick schon
dastand.

Dieser und manche andere wesentliche Unterschiede,
die ich hier übergehen kann, schwanden dagegen spurlos
unter der entsprechend combinirten Convex-Brille

+ 40 in Nüance III links,
+ 40 in Nüance V rechts.

Beide Augen waren unter dem gleich gebrochenen, aber
jetzt verschieden schwingenden Lichte in jeder Beziehung
gleichwirkend, und bis in die bequemste Nähe besass die
Kranke wieder volle Sehkraft und Ausdauer.

Fall 29.

Rechts und links verschieden blau nüancirte Convexgläser No. 12. geben bei einer Presbyopia perfecta den durch farblose Linsen unerreichbaren
Gebrauch der Augen für die Nähe zurück.

Frau Mieloff war mit ihrem 48sten Jahre bereits zu
solcher Presbyopia perfecta gelangt, dass sie bis zu den

Convexgläsern No. 12. gestiegen war. Aber auch darin fand
sie nicht die erwünschte Unterstützung. Diese Gläser vermochten ihr zwar die Strahlen naher Objecte genügend zu
brechen, verursachten aber andererseits den Augen ein so
concentrirtes Licht, dass die Netzhäute darunter litten. Ein
Gefühl von Ziehen kündigte bei der Arbeit alsbald die
Ueberreizung der Augen an, beim Lesen verloren die Buchstaben mit jedem Moment mehr die natürliche Schwärze,
schienen zu erblassen und schwanden in einander. Ein entschiedener Verfall der optischen Energie sprach sich besonders darin aus, dass auch die Ferne an Klarheit verlor und
z. B. Gesichtszüge bekannter Personen der Kranken bereits
in der Entfernung von acht Schritt unkenntlich wurden.

Der Versuch, auf schwächere Convexgläser zurückzu-
gehen, misslang; schon die nächstfolgenden Nummern erwiesen sich für das Lesen nicht lichtbrechend genug. So
verblieb ich bei den Convexgläsern No. 12., legte aber die
blaue Farbe hinein, und zwar in Rücksicht auf den Umstand,
dass das rechte (vor 10 Jahren von mir am Schielen operirte)
Auge wesentlich schwächer war, wählte ich die verschieden
abgeschattete Brille

+ 12 in Nüance III links,

+ 12 in Nüance V rechts.

Die Kranke las sofort unter dieser Hülfe eines richtig
gebrochenen aber auch schonenden und wahrnehmbareren
Lichtes deutlicher und mit voller Ausdauer, und vermochte
selbst bei künstlicher Beleuchtung feine Handarbeiten auszuführen, von denen sie bereits seit Jahren hatte Abstand
nehmen müssen. Legte sie die Brille ab, so gewahrte sie,
dass auch die Unterscheidung ferner Objecte in demselben
Maasse gewann, als nach dem Gebrauche ihrer früheren Gläser
sich darin eine besorgliche Abnahme geltend gemacht hatte.
Ein später angestellter Versuch, den Augen eine andere Brille
von Convexgläsern No. 12. beiderseits in gleicher Nüance
(No. IV.) unvermerkt unterzuschieben, wurde sofort erkannt, und als weit weniger hülfreich zurückgewiesen.

Fall 30.
**Blaues Licht kräftigt bei einer Kranken mit Pres-
byopia perfecta die Thätigkeit des Accommo-
dations-Apparates für die Nähe.**

Frau Pasemann, 50 Jahre alt, befand sich in einem
nach den bisherigen Anschauungen der Therapie bedenklichen
Complex von Krankheits-Erscheinungen, ohne dass das Ophthalmoscop die geringste Spur eines Leidens kund gab, von
dessen planmässiger Bekämpfung man vielleicht eine Besserung hätte erwarten können.

Die Deutlichkeit der Objecte in der Ferne ging ihr nach
und nach verloren, während in Bezug auf die Nähe die Fähigkeit zum Lesen selbst recht grosser Druckschrift schon seit
Jahren ein Ende genommen hatte. Um experimentell eine
genauere Bezeichnung von dem Zustande ihrer Netzhäute und
ihrer Accommodationskraft zu geben, will ich nur anführen,
dass es der weissen Convexgläser No. 10. bedurfte, um die
Kranke zum Lesen einer Zeitung zu befähigen. Aber auch
so kräftig unterstützt konnte sie das Blatt nicht näher als
auf 2 Fuss bringen, und nach mühsamem Durchlaufen einiger Zeilen war auch dieses Resultat optischer Hülfe bereits
verbraucht. Stärker als No. 10. gewölbte Gläser wies die
Kranke entschieden zurück, weil sie ihr Vergrösserung der
Objecte und Schwindel erregten.

Ich stieg also bei der Wahl des Glases nicht hinsichtlich der Wölbung, aber ich nahm aus dem Lichte, welches
No. 10. auf die Netzhaut concentrirte, einen Theil der gelben und rothen Strahlen, und nach dem Zollstabe liess sich
der Werth dieser kostenfreien Therapie ermessen. Mit jeder
blaueren Nüance näherte ruckweise die Kranke das Blatt
den neu sich belebenden Augen, und durch Nüance V bis in
die Nähe von 6 Zoll angelangt, las sie dauernd und ohne eine
Andeutung von Ermüdung ihre Zeitung zu Ende. + 10 in V
war die Chiffre, für welche es sonst keinen Ersatz giebt.

Das blaue Licht beseitigt
— namentlich bei einseitiger Verwendung —
den Schmerz.

Was hat das Licht mit den Gefühlsnerven und was die Farbe mit dem Schmerze gemein? Wo ist die Stelle, von wo aus der Schmerz im Gesichtssinne heimlich entspringt, und wo der Ort, an dem der Kranke die Wirkung verspürt? Unter welchen Indicationen, an welchem Auge, und in welchen Abstufungen sollen wir das farbige Licht gegen den Schmerz verwenden? Das sind von der Pathologie noch wenig ergründete, von der Therapie kaum aufgeworfene Fragen. Und dennoch ist das farbige Licht, in der rechten Weise verwendet, das einzige erfolgreiche Mittel gegen den Schmerz da, wo jede Ruhe und Schonung umsonst, alle schwächenden Verfahrungsweisen vergeblich sind, und alle Anodyna, von der Blutentziehung an bis zur Atropa und zu dem Mohne uns im Stiche lassen. Die Zahl derer, die ich durch Verwendung zweier verschieden blauer Glasscheibchen alsbald von lähmendem Augenschmerze befreite, ist zu gross

angewachsen, die Beobachtungen darüber sind zu sorgfältig den Täuschungen entrückt, und diese Heilmethode
hat sich schon zu viele Jahre nachhaltig bewährt, als dass
ich nicht versuchen sollte, darüber einige Grundsätze festzustellen, die einer ferneren Ausbildung fähig sind, wenn
es mir gelingen sollte, die Aufmerksamkeit meiner Fachgenossen darauf hin zu lenken.

Hatte man sich zeither der blauen Gläser bei Augenschmerzen bedient, so beabsichtigte man entweder eine
einfache quantitative Verminderung des Lichtes, sobald
dasselbe in gar zu verletzender Weise auf gesunde
Augen wirkte, oder man wollte dadurch bei krankhaft
reizbaren Augen den nur relativ zu hohen Lichtgrad
herabstimmen. Allein mit der Erfüllung dieser beiden
Indicationen durch die sogenannten Schutzbrillen ist
die Licht-Therapie weit vom Ziele ihrer wahren Wirksamkeit entfernt, trifft nur den weniger wichtigen Theil
der Kranken, und lässt die ungemein grosse Zahl derer
unbefriedigt, denen das Licht, merkwürdig genug, eine
feindselig schmerzerregende Potenz verbleibt, auch wenn
wir ihnen dasselbe bis zu dem Grade herabstimmen wollten, der für den Zweck irgend welcher Beschäftigung
schon zu weit geführt ist, und bei dem dann Schmerz
und Lichtmangel sogar noch nebeneinander her gehen.
Rathlos standen wir einer ganzen Klasse von Kranken
gegenüber, weil wir einfach nicht bedachten, dass ihre
Klage über das schmerzerregende Licht nicht in dem
Lichtgrade überhaupt zu suchen sei, sondern in
der aufgehobenen Gegenseitigkeit ihrer beiden
Augen, die durch keinerlei gemeinsame Herabstimmung
der Lichtmenge Abhülfe finden kann, sondern nur durch

eine Milderung des Lichtes für jedes einzelne Auge besonders.

Schmerz ist das Product der dauernden aber vergeblichen Bemühungen des gesunden Auges, die von der anderen Seite ihm zuströmenden Gesichts-Störungen zu negiren. Bei dieser Auffassungsweise des Augenschmerzes und der darauf passenden und sich als unfehlbar erweisenden Behandlung müssen wir auf das vermittelnde Organ zurückkommen, welches das von beiden Seiten zusammenströmende Licht einigen soll. Sind diesem Vermittelungsorgane die beiden Lichtströme — wie sie eben von verschieden gewordenen Augen aufgefasst werden — zu different, und erregen ihm Schwierigkeiten in der Combination, — und dazu ist unter Umständen eine äusserst geringe Abweichung der Lichtauffassung des einen Auges oft am allergefährlichsten —: so tritt der Fall ein, dass nicht sowohl eine wirkliche Sehstörung, als vielmehr eine Schmerzensäusserung zu Stande kommt, die dem dauernden Gebrauche des Gesichts mit allem Erfolge in den Weg tritt. Die Stelle aber, wo der in der binocularen Combination heimlich aufkeimende Schmerz zur Wahrnehmung kommt, ist thatsächlich als ein sehr verschiedener zu bezeichnen und die Kranken lassen sich in dieser Beziehung in ganz bestimmte Gruppen trennen.

Ein Theil fühlt die Schwierigkeit der Lichtausgleichung in dem vermittelnden centralen Organe selber als wirklichen Hirnschmerz, der bei nervösen Individuen leicht in die Form der Migräne übergeht. Bei Anderen wird der Schmerz vom Centrum aus in mancherlei Nervenbahnen ausgesendet, z. B. zum Magen, und

dort entsteht, wenn den Augen nicht frühe genug die
Ruhe gegönnt wird, Uebelkeit. Die Rückwirkung geht
den Nacken herunter und wird dort von Vielen mit
grosser Einstimmigkeit als ein Gefühl gespannter Stränge
beschrieben, zieht zu den Fingerspitzen und erregt
dort eine Empfindung wie beim Eingeschlafensein.

Der bei weitem gewöhnlichste Sitz des excentrischen
Schmerzes findet aber in den Nerven der unmittelbaren
Umgebung des einen Auges seinen Boden. Und dieses eine Auge, welches ringsum in seinen sensitiven
Nerven empfindlich erregt wird, sobald der Kranke
dauernd zu sehen sich bestrebt, pflegt merkwürdiger
Weise nicht mit Vorzug das ursprünglich mit irgend
einem Fehler behaftete und die centrale Schwierigkeit
der Lichtausgleichung verschuldende Auge selbst zu sein,
sondern ist sogar meistentheils das andere in sich
vollkommen gesunde und brauchbare Auge.
Gegen dieses gesunde Auge führt in der Regel der von
dem inneren Zusammenhange seines Leidens Nichts ah-
nende Kranke dem Arzte gegenüber seine ungerechte
Anklage: „dieses", behauptet er, „sei das durch Schmerz
„deutlich als schuldig sich kund gebende, ihm alle Aus-
„dauer verderbende und allein zu heilende Auge."

Aber wie erfolglos jedes Mittel sein würde, das
wir solchem schmerzenden Auge selbst zuwenden
wollten, wird aus der soweit gegebenen Entwicklung des
Schmerzes schon genugsam hervorleuchten. Ja, ich
musste in der Regel die Erfahrung machen, dass ein
blaues Glasscheibchen, auf dessen Hülfe wir in solchen
Fällen eben angewiesen sind, das excentrische Schmerzgefühl geradesweges schärft, statt es zu mildern, sobald

ich dasselbe, um dem Wunsche des getäuschten Kranken willfährig zu sein, dem schmerzenden Auge selbst vorlegte.

Wird dagegen in richtiger Weise dem s c h m e r z l o s e n aber den verschuldeten Schmerz heimlich auf die andere Seite hinübersendenden Auge das blaue Glasscheibchen vorgelegt: so entfernt dasselbe unverzüglich die centrale Schwierigkeit, und lässt somit auch die Leiden des gesunden Auges in demselben Moment verstummen. Auf das Unbedingteste ist man im Stande, z. B. den quälendsten Schmerz auf der rechten Seite willkürlich s c h w i n d e n und k o m m e n zu heissen, je nachdem man das linke etwas schwächere Auge mit dem blauen Gläschen bald schützt, bald wieder im Stiche lässt.

Anatomisch betrachtet ist der nervus trigeminus der Träger dieser schmerzhaften Affectionen in der Umgebung des gesunden Auges, von dessen erstem Aste die Zweige des supraorbitalis, supratrochlearis, infratrochlearis und lacrymalis die Augenlider und Bindehaut von Oben Innen und Aussen versorgen, während der zweite Ast vermittels des infraorbitalis und subcutaneus malae dem unteren Augenlide allein Zweige zusendet. Mit vielen dieser Empfindungsnerven ist bekanntlich der Bewegungsnerv der Augenlider, der n. facialis, verbunden, woraus sich erklärt, weshalb jene Schmerzempfindungen sich in manchen Fällen mit krampfhaften Zuckungen vereinigen.

Ganz entsprechend dieser Nervenverzweigung, so wie sie das anatomische Messer nur verfolgen kann, lauten die Klagen der vom reflectirten Lichtschmerze Ge-

quälten. Je nach ihren verschiedenen Angaben erkennt
man genau diesen oder jenen einzelnen Ast des trigeminus heraus, während unterdessen das andere Auge,
welches die Schwierigkeit der centralen Lichtcombina-
tion veranlasst, schmerzlos und scheinbar schuld-
los sich verhält, oder doch erst später daran Theil
nimmt.

Was den Grad der so erregten Schmerzempfindung
betrifft, so haben diejenigen Kranken, welche der geringsten Rückwirkung der centralen Licht-Schwierigkeit
auf den trigeminus ausgesetzt sind, bloss von ihrem einen
(und zwar meistens dem besseren) Auge ein gewisses
Bewusstsein oder ein Gefühl leisen Druckes, das sie
bald nach Beginne der Arbeit beschleicht, aber hinreichend
genug ist, um ihre Aufmerksamkeit zu zerstreuen und
die Beschäftigung, namentlich geistige Thätigkeit, zu
stören. Andere fühlen den Schmerz schon als einen
peinlichen Druck im äusseren, Andere wieder im inneren Augenwinkel oder in der Supraorbital-
Gegend der einen Seite. Noch Andere beklagen sich
über ein lästiges Brennen oder Ziehen genau dem unteren Augenlide entlang oder oberflächlich in der
Haut rings um die Orbita. Am empfindlichsten tritt
die Schmerzens-Aeusserung als ein lebhaftes Stechen
im Auge auf, als ob Sand oder ein einzelner fremder
Körper zwischen den Augenlidern sich befände und die
Conjunctiva reizte.

Hat aber der eine oder andere dieser verschieden
localisirten Schmerzen erst ein Weilchen in dem einen
— meistens dem besseren — Auge gewährt, so pflegt
dann auch das andere Auge in ganz ähnlicher Weise

davon umzogen zu werden, und es naht die Zeit, wo
der Kranke die Arbeit n i c h t fortsetzen kann. Sträubt
er sich dennoch gegen die Unterbrechung, so sieht man
alsdann auch noch o b j e c t i v e Erscheinungen auftreten,
die in einer Reflexwirkung auf die motorischen Nerven
— Aeste des facialis — begründet sind. Die Augenlider gerathen in eine rasch blinzelnde, ja zuckende Bewegung, es erfolgt ein Thränen und eine deutliche Hyperämie in der Gefässverzweigung der Conjunctiva. Das
Schliessen der Augen wird endlich allen Widerstrebens
des Kranken unerachtet zur unbedingten Nothwendigkeit.

Da die Lichtwirkung es ist, welche die eben beschriebenen Schmerzen herausfordert, so dürfen wir uns
nicht wundern, dass ein Theil der Kranken, der am Tage
fast oder ganz verschont bleibt, bei künstlicher (chro-
matischer) Beleuchtung wegen Augenschmerzen der Arbeit entsagen muss. Schon auf der S c h u l e sammelt
sich eine kleine klagende Schaar, auf der ein ungerechter
Verdacht lastet, weil nach ihrer Angabe ein kaum ent-
deckbares Hornhautwölkchen des einen Auges dem anderen gesunden Schmerzen erregt und jede Anstrengung
verbietet, wozu die langen Winterabende verwendet werden
müssen. In der G e l e h r t e n - und in der K ü n s t l e r -
S t u b e sieht es oft nicht weniger schmerzlich aus, und in
den hell durch Gaslicht erleuchteten grossen i n d u s t r i e l -
l e n Werkstätten, wo Hunderte beisammen wirken,
bleibt mancher rüstige Arbeiter im Rückstande, weil er
gegen seine Augenschmerzen nicht die passende Erleichterung finden konnte.

**Die Behandlung des in der gestörten Licht-
Combination begründeten Augenschmerzes
durch farbige Lichtmodificationen.**

Für alle diese, oft durch langwierige Kuren schwer
geprüften Leidenden liegt die Hülfe in Form eines blauen
Glasscheibchens, mit dem wir ihr schwächeres Auge
unterstützen, in unserer Hand. Von der genauesten
Wahl dieses farbigen Scheibchens hängt das Gelingen
ab, und die Wahl ist nach dem Unterschiede zu treffen,
der sich in der Sehkraft der beiden Augen bei ihrer
Einzelprobe geringer oder auffälliger zu erkennen giebt.
Es kann vorkommen, dass man hier erst nach mehr-
fachen scheinbar entmuthigenden Versuchen mit einem
glücklicheren Griff plötzlich den ganzen Ertrag dieser
Behandlung erschliesst, und dem Tonkünstler ist man
vergleichlich, der in einem entwertheten Instrumente die
disharmonischen Schwingungen der Saiten wieder zum
wohlthuenden Klange zu einigen sich bemüht.

1. Unterscheidet das linke Auge z. B. noch vollkommen so gut als das rechte, und steht diesem nur in
der Ausdauer nach — weshalb man auch nöthig hat,
die Einzelprobe der Augen auf längere Zeit auszudehnen,
um überhaupt dieses Sachverhältniss zu entdecken —:
dann genügt für das linke Auge schon ein Planscheibchen
der schwachen Nüance II oder III. Mit einem solchen
versehen, liest derselbe Kranke dauernd und ohne dass
jemals im rechten Auge jener Schmerz aufkommt, der
sonst den Moment der Ermüdung des linken Auges verrieth, und auch hartnäckig nicht eher nachliess, als bis
mit der Unterbrechung der Arbeit dem linken Auge ein
Weilchen Ruhe gegönnt wurde.

2. Ist in einem anderen Falle das linke Auge gegen das rechte in seiner Sehkraft tiefer gesunken und hat dasselbe z. B. Mühe, gewöhnliche Druckschrift zu lesen: so wird es auch schon nothwendig, ihm Nüance IV oder V zur Unterstützung zu geben. Erst dieser stärkere die Sinnesthätigkeit anregende Schutz hält jeden Schmerz fern, der sonst einzelne Theile des Gehirns bis zum Hinterhaupte hin benahm, oder in excentrischer Richtung die verschiedenen Verzweigungen des trigeminus als Resonanzboden durchzog.

3. Noch tiefere Abstände der Sehkraft beider Augen pflegen zwar seltener mit Schmerze sich zu paaren, weil das eine Auge seine Mitwirkung eher ganz aufgiebt. Aber auch hier treten noch an der äussersten Grenze befindliche und therapeutisch um so merkwürdigere Fälle auf, wo uns die Farben-Ausgleichung mittels der tiefsten Nüancen als anaesthetisches Mittel nicht im Stiche lässt, und wo dann das Glasscheibchen das zerstörende Messer zurückweist, das den schuldigen Augapfel zur Rettung des anderen zu entfernen schon bereit ist.

4. Wohlthuend und sogar meist nothwendig erweist sich auch hier wieder die Maassregel, dass wir neben der tieferen Abschattung des eigentlich schuldigen Auges gleichzeitig eine mildere Abschattung für das andere nur secundär afficirte Auge verwenden; dass wir also dem linken Planglase von Nüance VI ein rechtes in III, oder dem linken Planglase in Nüance V ein rechtes in II zugesellen. Kehren wir alsdann versuchsweise eine so zusammengestellte und allen Erwartungen entsprechende Brille um, und vertauschen also die Rolle der Gläser: so leistet die Brille Nichts, ist ein Hinderniss für das

deutliche Sehen, ja schärft die Schmerzen des Kranken
in jäher Weise.

4. Ist unabhängig von dem hier erörterten Unterschiede in der Sehkraft der beiden Augen ein Accommodationsfehler vorhanden, so versteht es sich von selbst,
dass man diesem in der zusammenzustellenden Brille
die nöthige Rücksicht zollt. Man bewirkt dann den
Unterschied der Farben beiderseits nicht durch Plangläser, sondern für die Kurzsichtigen durch Concav-, für
die Weitsichtigen durch Convexgläser.

5. In manchen gar seltenen und nur durch das
Experiment zu ermittelnden Fällen ist es heilsam, für
den Schmerz links nur ein tief blaues Planglas gegen
ein rechtes schwach gefärbtes und gleichzeitig + oder —
geschliffenes Glas zu gewähren, damit vom linken Auge
nur der Licht-Sinn benutzt, der Orts-Sinn ganz aus
dem Spiele gelassen werde.

So ermöglicht sich zur Bekämpfung des Schmerzes
eine Combination, die zu Tausenden verschieden wirken-
der Brillen führt, und welche für den, der sich im Laufe
der Zeit ein feines Gefühl erworben hat, in einer Weise
die Individualisirung des Einzelfalles gestattet, wie sie
nirgend anderswo in der Therapie übertroffen werden
möchte.

Schliesslich muss ich über den Werth meiner optischen Behandlung des Augenschmerzes in Hinsicht auf
radicale Heilung oder auf eine nur palliative Erleichterung Einiges sagen. Langjährige Erfahrungen
haben darüber ein günstiges Urtheil sicher gestellt. Die
radicale Heilung wird meistentheils erreicht. Ist die zu
Grunde liegende oft dem Augenspiegel sich entdeckende

Affection des einen schuldigen Auges irgend von vor-
überzuführender Art — unter Anderem habe ich Hyperämie der Retinal-Gefässe, welche häufigen Blutentziehungen nicht hatte weichen wollen, unter der beruhigenden
Einwirkung eines blauen Glases in dem geschützten Auge
selbst, oder durch Ueberwirkung in dem anderen Auge
auffallend rasch verschwinden gesehen —, so haben wir
den Vortheil gewiss, dass der Leidende seine Genesung
erreicht, ohne gezwungen zu sein der Schmerzen wegen
auch nur einen Tag, geschweige denn länger sich seinen Geschäften zu entziehen. Es wäre überflüssig, über
diesen grossen Vortheil ein weiteres Wort zu verlieren.
Aber die Beseitigung des Schmerzes pflegt auch selbst
in den Fällen vollständig zu gelingen, wo die veran-
lassende Krankheit des einen Auges (Hornhautflecke,
leichtere Linsentrübungen, lose schwimmende Theilchen
und Glaskörper, Exsudationen auf der Retina) eine un-
abänderlich bleibende ist.

Wir gewinnen in solchen Fällen durch das schmerz-
stillende farbige Glas einstweilen Zeit, um Umstände
schadlos vorübergehen zu lassen, die durch ihr tempo-
räres Hinzukommen auf das Nervensystem so oft
schmerzerweckend einwirken, und wo wir vergeblich
nach der Ursache fragen, weshalb bei scheinbar unver-
ändertem Zustande eine Exacerbation von Neuro-
sen eintritt oder nachlässt. Hier ist nach dem allgemeinen Standpunkte unserer Wissenschaft noch Manches dunkel, welches aufzuhellen wir bis heute nicht im Stande
sind; freuen wir uns indessen, vorläufig hier in der Therapie der Augenkrankheiten gegen solche noch verbor-
gene Einwirkungen wenigstens eine zuverlässige optische

Wehr zu besitzen, der bei einem ungemein grossen Theil
von Hülfesuchenden sich kein anderes Anaestheticum
zur Seite stellen lässt.

Casuistik.

Fall 31 bis 35.

Fall 31.

Das durch einen Ueberschuss von blauen Strahlen
für das schwächere linke Auge schonender und
wahrnehmbarer zugerichtete Licht hebt den
Schmerz des gesunden rechten Auges.

Herr v. B . . . ., 16 Jahre alt, hatte, so weit seine Erinnerung reichte, niemals eine ganz ausdauernde Sehkraft be-
sessen. Durch allmähliche Verschlimmerung in den letzten
Jahren war die Frist der deutlichen Wahrnehmung für das
Lesen bei Tageszeit bis auf zehn, bei künstlicher Beleuchtung bis auf fünf Minuten zusammen geschmolzen. Wollte er
länger sich der einmal gebotenen Pause zum Ausruhen er-
wehren, so war es ein stechender Schmerz im rechten
Auge, der ihn dann in rascher Steigerung aufs entschiedenste
bezwang. Manche misslungene Versuche, diesem Uebel durch
Convexgläser oder gefärbte Planbrillen abzuhelfen, hatten
das anfängliche Vertrauen des Kranken zu einer derartigen
Hülfe in einen unverhohlenen Widerwillen dagegen ver-
wandelt.

Als ich an einem sonnig klaren Morgen mit einer deutlichen Druckschrift die Augen einzeln erprobte, las das rechte
bequem von 2 Zoll Nähe bis auf 2½ Fuss Entfernung. Das
linke Auge erkannte überhaupt mühsamer, und las nur von 6
bis auf 12 Zoll, zeigte sich also sowohl in seiner Accommo-
dations- wie Sehkraft tiefer stehend als das andere Auge.
Nach dieser Ermittelung der Differenz liess ich beide Augen

gemeinsam lesen. Genau nach 10 Minuten begann im besseren rechten Auge der erwähnte stechende Schmerz, und nicht viel später Flimmern, Thränen und Undeutlichsehen. Benutzte ich aber den Moment, wo das rechte Auge zu schmerzen begann, um rasch dem linken ein Planglas in Nüance V vorzulegen; so schwand der Schmerz des rechten Auges spurlos, und der Kranke war nun im Stande, in meiner Gegenwart eine volle Stunde zu lesen. Sein linker Arm, mit dem ich ihn das blaue Glas dem betreffenden Auge vorhalten liess, erlahmte, nicht aber seine Sehkraft, welche im Gegentheil in ihrer ursprünglichen Frische verblieb.

Eine Brillen-Verordnung

Plan in Nüance II rechts,
Plan in Nüance V links,

war die einfache Maassnahme, um das seit Gedenken links angebahnte und durch binoculare Störung die Brauchbarkeit des ganzen Sinnes untergrabende Leiden zu heben. Eine radicale Besserung stellte sich in den nächsten Monaten allmählich ein, und war um so mehr vollständig zu hoffen, als der Augenspiegel keinen Unterschied der Netzhäute und ihrer Gefässe entdecken liess.

Fall 32.

Die einseitige Verwendung des blauen Lichtes für das schwächere rechte Auge sichert dem linken Auge seine schmerzlose Function, und bringt ein deutliches fernes und dauerndes Sehen zurück.

Bertha Hempel, 15 Jahre alt, aus Bromberg, war von Seiten ihres Vaters hereditär myopisch. Dieser Fehler nahm seit den letzten Jahren nicht nur im Allgemeinen zu, sondern die jugendliche Kranke befand sich noch dabei in der besonderen Lage, dass sie beim Lesen oder bei anderen Beschäftigungen von Minute zu Minute ihre Sehweite mehr verkürzen musste (Kopiopia myopica), um auf diese Weise ein Gefühl von Druck im linken Auge möglichst zu vermeiden,

welches schliesslich doch eine solche Steigerung annahm,
dass unerachtet der Annäherung die Unterbrechung der Arbeit nicht weiter hinauszuschieben war. So wurde ihr jede
Arbeit mühevoll und zerstückelt.

Durch viele ähnliche Fälle belehrt, erkannte ich alsbald
das nicht schmerzende rechte als das allein schuldige
und therapeutisch zu berücksichtigende Auge. Bei der Einzelprobe las dieses auch in der That undeutlicher und hatte
kaum die halbe Sehweite im Vergleich zu dem anderen.
Die Kranke überzeugte sich dadurch erst von ihrem Irrthum,
in welchem sie verzeiblicher Weise sich bisher befunden hatte,
dass das schmerzlose rechte Auge die ganze Schuld ihres
jahrelangen Leidens trage.

Des exacten Versuches wegen wurde vorläufig nur dem
rechten Auge ein Planglas in Nüance IV vorgelegt und das
schmerzende linke blieb unbewaffnet. Der Erfolg war, dass
die Kranke, statt wie bisher höchstens vier Minuten, eine volle
halbe Stunde in meiner Gegenwart emsig las, ohne auch nur
eine Spur des lästigen Druckes im linken Auge zu erfahren,
oder ein Minimum von ihrer gleich anfänglich angenommenen
Sehweite von 10 Zoll einzubüsssen. Nach achttägigem Gebrauche der verordneten Brille,

Plan in Nüance IV rechts,

Plan in Nüance I links,

berichtete die Kranke:

1) dass sie nie wieder von ihren Augenschmerzen befallen worden,

2) dass sie in vollkommen gerader Haltung und gleich-
bleibender Entfernung mit Lesen und feinen Handarbeiten sich habe beschäftigen können,

3) dass ihr die längst aufgegebene Beschäftigung bei
künstlicher Abendbeleuchtung wieder leicht, und

4) dass ihr auch das Klavierspielen durch den einseitigen Schatten wieder möglich geworden.

Um gelegentlich ferne Gegenstände klar erkennen zu
können, erhielt noch die Myopische eine Lorgnette,

Concav 30 in Nüance IV rechts,
Concav 30 in Nüance I links.

Fall 33.

Das links tiefer nüancirte Licht erhöht die Sehkraft des an Hornhaut leidenden Auges und giebt
durch Herstellung der binocularen Combination
den schmerzlosen Gebrauch der Augen wieder.

Die Kunstdrucker haben in ihrem Geschäft ein scharfes
Gesicht deshalb nöthig, weil jeder einzelne Abzug, der fertig
aus der Presse hervorgeht, einer genauen Revision unterworfen werden muss, damit etwa vorkommende Fehler, Ausbleiben oder zu starke Wirkung des Tones u. s. w., in den
späteren Exemplaren vermieden werden.

Herr Eduard Prescher war im Stande gewesen, bis
zu seinem 47sten Jahre in dieser Beziehung den höchsten
Anforderungen seiner Kunst nachzukommen, als ihm eine so
rasch wachsende Abnahme seiner Unterscheidungskraft mit
Schmerzen im rechten Auge befiel, dass er diese Erscheinung nicht von seinem vorrückenden Lebensalter ableiten
zu können glaubte.

Bei der Untersuchung gab sich mir deutlich eine Störung im binocularen Sehen als Hauptsache zu erkennen.
Diese war angebahnt vom linken schon von Jugend her
durch ein schwaches Hornhautwölkchen getrübten Auge. Das
rechte Auge hatte der ungünstigen Beschaffenheit seines
Nebenorganes nicht eher geachtet, als bis es alternd in der
vollen Sehkraft nachzulassen begann; da wurde es von der
hauchartigen Vergitterung, welche die linke Hornhaut den
eindringenden Strahlen darbot, auf dem Wege der binocularen Combination angefeindet und rasch bezwungen.

Der schlagende Erfolg einer höchst einfachen Therapie
liess mich wenigstens keinen passenderen Rückschluss auf
die inneren pathologischen Vorgänge machen. Denn als ich
dem linken Auge ein Planglas in der blauen Nüance IV
darbot, las dasselbe nicht nur für sich allein viel deutlicher,

und aus diesem Grunde statt bis auf einen Fuss bis um
die Hälfte weiter, sondern in demselben Moment schwand
auch der lästige Schmerz im rechten Auge und beiden Augen
gemeinsam kehrte in dem Grade die Arbeitskraft zurück,
dass der Kranke unter der Brille,

Plan in Nüance II rechts,

Plan in Nüance IV links,

mit voller Genugthuung seine Berufsgeschäfte wieder auf-
nehmen konnte, während die verschiedensten zum Gegenversuche gegebenen Planbrillen mit gleicher Nüancirung beider
Gläser nur eine kurz dauernde Erleichterung zu gewähren
vermochten.

Fall 34.

Schmerzhafter Druck im schwächeren rechten
Auge und ein damit verbundenes Unvermögen beider Augen zu jeder dauernden Beschäftigung geheilt durch Anwendung des blauen Doppel-
Lichtes.

Ein Lehrer, Herr Dr. G....., 35 Jahre alt, war, wie
zwei seiner Geschwister, aus Familien-Anlage kurzsichtig,
und trug Concav-Gläser No. 18. Seit den letzten zwei Jahren litt derselbe an einem lästigen Drucke des rechten Auges,
der ihm nur in kurzen Zeiträumen zu lesen oder zu schreiben gestattete, ihn Abends aber bei der künstlichen Beleuchtung von jeglicher Thätigkeit ausschloss. Der Kranke selbst
konnte sich über das Sonderbare seines Leidens nicht klarer
ausdrücken, als „dass ein beständiger Streit in seinen beiden
Augen Statt finden müsse, der zumal beim Beginne jeder Arbeit am lebhaftesten sei, und wodurch ihm eine stets sich
wiederholende mühsame Aufgabe erwachse, nur ganz allmählich und wie durch Ueberlistung das linke Auge allein
in den Dienst zu bekommen. Zu diesem Zwecke müsse er
jedesmal erst ein Weilchen das rechte Auge nur durch eine
eng geöffnete Liderspalte wirken lassen, oder auch wohl ganz
schliessen. Aber auch dann sei ihm im günstigsten Falle

doch nur für eine kurze Dauer der Gebrauch seines linken
Auges gestattet, weil das rechte alsbald heftig zu drücken
beginne, gleichviel, ob er dagegen dessen Lider fest abzu-
schliessen suche oder nicht."

Während der zweijährigen Dauer dieses seines Leidens
war der Kranke mit vieler Aufmerksamkeit behandelt worden. Indessen hatten eine strenge Diät, das Verbot jedes
Augenglases, ein derivirendes Verfahren durch Abführungen,
Fussbäder mit Königswasser, häufige Blutentziehungen in der
rechten Schläfe und Augendouchen den peinlichen Zustand
in Nichts zu ändern vermocht. Der Schmerz im rechten
Auge hatte im Gegentheile die Möglichkeit zur Arbeit immer
mehr eingeschränkt.

Als sich der Kranke im Januar 1858 an mich wandte,
fand ich ausser jenen schon angegebenen subjectiven Sehstörungen bei der Einzelprüfung der Augen noch die ent-
scheidende objective Thatsache, dass

das linke Auge bis auf 7 Zoll,

das rechte Auge nur bis auf 5 Zoll,
aber auch in dieser Entfernung um ein Weniges undeutlicher
las, als das linke.

Licht-Behandlung.

In Rücksicht auf die ursprüngliche Myopie des Kranken
wählte ich zunächst für die Beschäftigung in der Nähe eine
Concav-Brille No. 20. Ohne zu verkleinern, gewährte diese
Hülfe durch Lichtbrechung eine Sehweite von 9 Zoll.

Um dagegen die in den letzten zwei Jahren hinzuge-
kommene Zwietracht der Netzhäute zu schlichten, die auch
unter den weissen Concav-Gläsern No. 20. sich fortsetzte,
schien mir die für jedes einzelne Auge besonders berechnete qualitative Lichtwandlung das einzige Auskunftsmittel.
So entstand die Combination:

Concav No. 20. in Nüance III links,

Concav No. 20. in Nüance V rechts.

Die Augen kehrten darunter sofort in die grösste

Einigkeit zurück, lasen beim ersten Hinblick die feinste
Schrift, vertrugen ohne Schwierigkeit die künstliche Abendbeleuchtung, erfuhren auch nicht einmal andeutungsweise
mehr den früheren Schmerz und waren zur andauerndsten
Arbeit bereit und fähig.

Diese durch blosse Lichtzutheilung so leicht gewonnenen,
jeden Wunsch des Kranken erfüllenden Vortheile blieben
sein dauerndes Eigenthum, und stellte ich nach dem eigenen
Verlangen desselben noch eine zweite Brille,

— 9 in Nüance III links,
— 9 in Nüance V rechts,

zusammen, die ihm auch für die Wahrnehmung fernerer Objecte gleichen Gewinn leistete.

Fall 35.

Hyperästhesie des ganzen Nerven-Systems, geheilt durch eine für jedes einzelne Auge richtig getroffene Abtönung des blauen Lichtes.

Als eines von jenen der optischen Behandlung anheim-
fallenden Beispielen, die fast noch mehr das Interesse des
Neurologen als das des Augenarztes in Anspruch nehmen,
und wo mit der Ausgleichung einer binocularen Missstimmung
eine unmittelbare Beruhigung im Gehirn und von dort aus
eine Beschwichtigung nervöser Exacerbationen erreicht wurde,
will ich folgenden Fall in der Kürze mittheilen.

Fräulein Adler hatte in früher Kindheit nur mit Le-
bensgefahr ein bösartiges Scharlachfieber überstanden, und
als erst nach einer Reihe von Jahren sich ihre Körper-
kräfte einigermaassen wiedergefunden, fehlte ihr doch für
immer die Elasticität und Nachhaltigkeit, welche gesunden
Organismen zu eigen sind.

Bezüglich des Gesichts-Sinnes kam die Kranke um so
mehr in Bedrängniss, als sich nach ihrem 40sten Jahre ein
presbyopischer Zustand den schon von je her schwachen
Augen hinzugesellte. Keine passende Brille liess sich für
sie ausfindig machen. Bald nach Beginne jeder Beschäftigung

umkreiste alsbald ein Schmerz rings die Orbita, der in
den Vorderkopf sich verbreitete, zum Scheitel hinauf stieg,
den Hinterkopf einnahm und selbst noch den Nacken herunter zog, so dass es schliesslich zu einer wirklichen Steifig-
keit des Halses kam.

Andererseits steigerte sich ein leises Rauschen im Ohre
bei jeder anhaltenden Beschäftigung der Augen zu einem
förmlichen Geheul und schmerzhaften Ohrenzwange. Und
waren diese secundären Wirkungen einmal von den Augen
aus zu sehr angeregt, so konnte das Nachklingen derselben
sich bis in die Nacht hinein verlängern und den Schlaf ver-
scheuchen.

Ich übergehe viele Versuche, welche ich anstellte, um
durch die Anwendung immer dunkler gebläuter Convexgläser
den schmerzlosen Gebrauch der Augen zu ermöglichen.
+ 25 hatte sich als diejenige Schleifungs-Nummer heraus-
gestellt, welche nicht überschritten werden durfte; aber wenn
auch diese Gläser in den dunkelsten Nüancen ausgeführt
wurden, so blieb doch der Erfolg derselben nur ein unbe-
friedigender.

Eine noch eingehendere Untersuchung belehrte mich
endlich, dass das rechte Auge rascher ermüdete als das
linke, und in der Berücksichtigung dieses kleinen und ver-
borgenen Umstandes lag der ganze Schwerpunkt der Therapie. Als ich nach verschiedenen vergeblichen Farben-
Zusammenstellungen die Combination,

+ 25 in V links,

+ 25 in VII rechts,

richtig getroffen, verbreitete sich, um den eigenen Ausdruck
der Kranken über ihre subjective Empfindung wiederzugeben,
„eine beruhigende Kraft durch ihren Körper". Sie las dauernd
ohne irgend eine schmerzhafte Erregung, ohne fremdartiges
Geräusch zu hören, konnte plötzlich — was ihr stets die
schwierigste Aufgabe gewesen — wieder gleichzeitig denken
und schreiben und nach Ermüdung ihres Geistes sich wieder
eines ruhigeren Schlafes erfreuen.

Die Kranke gehört nicht zu den Hysterischen und war auch niemals eigentlich lichtscheu gewesen, so dass es auf eine blosse Lichtminderung angekommen wäre. Lediglich die positive Einwirkung des blauen Lichtstrahles, und zwar in seinen richtig gewählten Abtönungen, kam hier in einer seltenen Weise zur Geltung.

Das blaue Licht gewährt die Dauer.

Der Beweis, dass in dem blauen Lichtstrahle das rationelle Mittel gegen diejenige Gesichtsschwäche enthalten ist, welche wir unter der Benennung „Dauerlosigkeit des Auges (Kopiopia)" beschreiben wollen,
bildet den natürlichen Schluss der optischen Heilmethode
und den Einigungspunkt ihrer mannigfachen Einzelwir-
kungen. Um über die Augenermüdung und deren Behandlung eine Monographie zu geben, hätte ich in der
That Nichts von allem dem übergehen können, was in
den früheren Abschnitten dieser Arbeit über die Wege,
die zur Ermüdung führen, und über die therapeutischen Eigenschaften des blauen die Dauer schützen-
den Lichtes entwickelt worden ist.

Denn wenn letzteres dafür aufkommt:

1) dass keine Ueberreizung der beiden Netzhäute durch
   ein im Ganzen zu stark wirkendes Licht geschieht,
   oder — was noch häufiger — dass keine Beirrung

des Gesichts-Sinnes durch eine vom rechten und linken Auge nur verschieden empfundene Helligkeit
zu Stande komme (Cap. VI., VII., VIII., IX 1.);

2) dass den betreffenden Kranken nicht die zum scharfen und bequemen Sehen nöthige Wahrnehmbarkeit
und Deutlichkeit der kleinen Objecte schwinde
(Cap. IX 2.);

3) dass den Kranken für die andauernde Thätigkeit
nicht allmählich die Ferne (Cap. IX 3.), nicht die
Nähe (Cap. IX 4.) verloren gehe;

4) dass die Kranken nicht ein unter dem weissen Lichte
allmählich bis zur Unerträglichkeit sich schärfen-
des Schmerzgefühl überwältige (Cap. IX 5.);

5) dass nicht zwei in ihrer Auffassungskraft ungleich
gewordene Netzhäute für den gemeinsamen Eindruck sich stören und deshalb — wenn anders
der Gesichts-Sinn thätig bleiben soll — durch Schielen sich aus der harmonischen Stellung zu entfernen gezwungen sind (Cap. VI. Seite 61):
so ist der Erfolg aller dieser abwehrenden Wirkungen,
dass der Kranke seiner auf so vielen Wegen von Ermüdung bedrohten Sinnesthätigkeit nicht beraubt wird,
sondern unter den richtig verwendeten Graden des blauen
Lichtes seiner Sehkraft dauernd Herr bleibt, und sogar
erheblichen organischen Veränderungen gegenüber sich stark erweisen kann, die auf dem
Wege von der Hornhaut- bis zur Netzhautfläche
hin sich recht oft im Auge wohl entdecken,
aber bis auf den heutigen Tag in keiner anderen Weise unschädlich machen, geschweige
denn von Grund aus beseitigen lassen.

Aus den seither gegebenen Schilderungen der Augenermüdung geht nur zu deutlich hervor, dass man dieses
unter der mannigfachsten Gestaltung in die Erscheinung
tretende Augenleiden nicht unter einem solchen vollgül-
tigen Gesichtspunkte aufgefasst hat, auf den uns eine
schlagfertige Therapie unabweisbar zurückzukommen
heisst. Die einzelnen Autoren haben, wie zum Theil
schon die von ihnen gebrauchten Namenbezeichnungen
beweisen, nur diese oder jene besondere Art der Augenermüdung beobachtet, gute Bruchstücke, aber eben nur
diese gebracht und, in einer untergeordneten Specialität
befangen, eine zu einseitige Anschauung der Pathogene-
sis gewonnen. Sie konnten daher auch thatsächlich zu
keinem durchgreifenden Mittel, und noch weniger zu
zweckmässigen Modificirungen desselben gelangen.

Beschränkte man sonst den Sitz der Ermüdung
nur auf den abgeschlossenen Bereich der Netzhaut, gönnte
man der Krankheit nicht einmal eine Selbstständigkeit,
erklärte sie als ein Vorstadium zur Amblyopie, und
fasste also dieselbe viel zu bedenklich auf: so ist man
seit den letzten Decennien, durch die überraschenden
Erfolge der Tenotomie auf die Verbesserung gewisser ko-
piopischer Augen verleitet, andererseits zu weit gegangen,
und hat die Krankheit wesentlich als ein Muskel-, als
ein Accommodations - Leiden hinstellen wollen. Um so
entschiedener tritt an uns die Aufgabe heran, die bereits
im Jahre 1845 von mir in einer ihrer Hauptformen (als
Kopiopia presbyopica) beschriebene und in die Licht-
Therapie verwiesene Augenkrankheit, nach den
inzwischen gemachten reichen Erfahrungen, in allen ihren
proteusartigen Gestaltungen zu enthüllen, unter denen

es ihr noch immer gelingt, auf alle Stände der menschlichen Gesellschaft einen dauernden und schweren Druck auszuüben, dessen Lösung nur Seitens der Licht-Therapie geschehen kann.

Diesem Zwecke wird aber nicht besser entsprochen, als dass man die Kopiopia gleich der Amblyopia als einen generellen Krankheitszustand betrachtet, und den in so verschiedener Weise in die Erscheinung tretenden Formen der Augenermüdung gemäss, eine Eintheilung der Krankheit in gewisse Species gestattet. Dann ist die Verständigung über die einzelnen Fälle von Kopiopia leichter, und die Behandlung wird vor Allem in den zu wählenden Namenbezeichnungen für den ausübenden Arzt einen leitenden Anhaltpunkt finden. Hiernach trennen sich von einander ab als Species der Kopiopia:

I. Kop. retinalis (simplex).

    Ermüdung im Gebiete des lichtempfindenden Apparats, der **sensuellen** Nerven selbst. Dieselbe kann sein, je nachdem beide Netzhäute leiden, oder nur eine den Krankheitsheerd bildet:

       a) binocularis,

       b) monocularis.

II. Kop. retino-muscularis presbyopica.

    Ermüdung durch lähmende Rückwirkung von der Netzhaut auf die **motorischen** Nerven des Accommodations-Apparats:

       a) binocularis,

       b) monocularis.

III. Kop. retino-muscularis myopica.

    Ermüdung, nachdem vergeblich die äussersten

Anstrengungen der **motorischen** Nerven (des
Accommodations-Apparats) verbraucht worden:
>   a) binocularis,
>   b) monocularis.
IV. Kop. dolorosa.
>   Ermüdung nach eingetretener übermässiger Er-
>   regung der dem Auge beigegebenen **sensiblen**
>   Nervensphäre:
>   a) binocularis,
>   b) monocularis.

I. Kopiopia retinalis (simplex).

Diagnose.

Die hierher gehörigen Kranken sind, gleich den
später zu beschreibenden Species, mit voller Unterscheidungskraft für kleine Gegenstände ausgerüstet. Amblyopie so wie Presbyopie schliessen sich dadurch
von vorn herein diagnostisch aus. Aber die Kranken
büssen von allen Kopiopischen gewöhnlich schon in der
kürzesten Zeit, ohne allen Umschweif, ohne, wie wir
bei den übrigen Leidensgenossen erfahren werden, durch
irgend einen Ausweg sich noch eine Weile zu helfen
und zu halten, unmittelbar und jählings ihre Unterscheidungskraft ein. Sie sind deshalb die reinsten Repräsen-
tanten von einer der Intensität nach ungeschwächten,
aber aller Dauer bar gewordenen optischen Energie.

Beim Lesen z. B. verlieren die Buchstaben im
weissen Lichte für diese Kranken rasch ihre Schwärze,
und mit dem baldigen Erblassen auch gleichzeitig ihre
scharfen Umrisse. Sie setzen sich nicht mehr als einzelne Körper von einander ab, und geben den Eindruck,

als flössen sie in einander. Statt des Schriftblattes mit
unterscheidbaren Buchstaben hat der Kranke nur noch
die Wahrnehmung der Reihen, und mit dem Verschwinden auch dieser zuletzt nur eine flimmernde Fläche vor
sich. Das Gefühl von Blendung ist es, welches den
Kranken oft schon nach Durchlaufen von einer Zeile
unfähig macht, seiner Sehfunction ferner Herr zu bleiben.
Erst ein Blick in die Ferne — welche der verringerten
Lichtstrahlen wegen ein weniger reizendes Licht spendet,
— oder besser, ein kurzes Schliessen der Augen bringt
Erholung und neue wenn auch nur eben so flüchtige
Unterscheidungskraft zurück.

Die eben gegebene Beschreibung des rasch hin-
schwindenden Unterscheidungs-Vermögens werden wir
von Kranken, die überhaupt in der Beobachtung geübt
sind, mit geringfügigen Abänderungen stets wieder hören.
Die Diagnose ist aber damit noch nicht erschöpft und
die Therapie verbleibt in einem fühlbaren Mangel, wenn
wir nicht eine Thatsache in Anschlag bringen, deren
sich die Kranken nicht bewusst zu sein pflegen, und
welche uns zu einer Eintheilung Grund giebt. Wir
müssen unterscheiden:

a) eine Kopiopia simplex binocularis,
b) eine Kopiopia simplex monocularis.

a) Kopiopia retinalis (simplex) binocularis.

Beide Netzhäute befinden sich in einem Zustande
der unnachhaltigen Function. Der seltnere Fall! Und
am seltensten ergiebt die Untersuchung, dass beide Netzhäute auch sogar hinsichtlich der Ermüdung an ein
ganz gleiches Zeitmaass geknüpft sind. Früher pflegt

das eine, später das andere Auge auszuspannen, und
jedes Auge will auch therapeutisch deshalb anders bedacht sein.

b) Kopiopia retinalis (simplex) monocularis.

Nur in e i n e m Auge wohnt heimlich die Ermüdung
und nur für dieses haben wir therapeutisch zu sorgen.
Man sollte meinen, dass, wenn das e i n e Auge nur versagt, das a n d e r e sich um so mehr der dauernden
Thätigkeit widmen, und der Kranke keine, oder doch
nur geringe Behinderung erfahren werde, ja man könnte
erwarten, dass das zweite Auge sich um so functionsfähiger heranbilden werde, wie wir dies bei Individuen
sehen, deren Geschäft mit Vorzug den Gebrauch eines
einzelnen Auges erheischt.*) Dem ist nun aber bei
unseren Kranken mit Kopiopia monocularis nicht so, und
die Erfahrung lehrt das Gegentheil. Ihr b e i d e r E i n-
zelprobe sowohl objectiv wie subjectiv sich fehlerlos
und ausdauernd erweisendes Auge wird bei der gemeinsamen Arbeit mit dem kopiopischen Auge sehr bald von
dem letzteren zur Unterbrechung der Arbeit gezwungen,
und der Kranke befindet sich in Folge dessen, wenn
auch nur scheinbar, in keinem Vortheile vor dem mit
Kopiopia binocularis Behafteten; ja es kommt dabei als
Besonderheit vor, dass der nur einseitig Kopiopische
als ungerechter Kläger sein g e s u n d e s Auge beschuldigt,

---

*) Die Graveure, Uhrmacher und überhaupt alle Individuen,
welche durch ihren Beruf mit e i n e m (gewöhnlich dem linken)
Auge anhaltend und auch viel durch die Lupe zu arbeiten veranlasst sind, sehen mit diesem Auge sehr scharf, werden dagegen
in grosser Zahl auf dem anderen r u h e n d e n Auge schwachsichtig.

aufmerksam gemacht durch eine unangenehm drückende
Empfindung, welche gerade dieses Auge vor dem Mo-
ment beschleicht, ehe es sich gezwungener Weise zum
Aufgeben seiner Function herbeilässt.

Das Nachziehen des zweiten gesunden Auges ist
das Werk der binocularen Combination, die in ihrem
heimlichen Verstecke eine viel unheilvollere Rolle spielt,
als man bisher beachtet und danach entsprechende Maassregeln getroffen hat. Eine wahre Fundgrube der Therapie ist hier noch verborgen, und mit blossem Zutheilen von Licht und Schatten an die rechte Stelle ordnet der Arzt das nutzlos gewordene Sehorgan, gleich
dem Künstler, der im verstimmten Ton-Instrument durch
geringes Spannen einer Saite die Accorde wieder har-
monisch erklingen lässt.

Der ophthalmoscopische Befund.

Bei dem grösseren Theil der Kranken mit Kopiopia binocularis weist die Untersuchung einen normalen Augengrund nach, und das Leiden ist in sofern
noch als ein rein functionelles zu betrachten. In
anderen Fällen dagegen nehmen wir schon organische
Veränderungen der Netzhaut wahr, deren Entwickelung
nur noch nicht zu dem Grade gediehen ist, dass dadurch die Unterscheidung kleiner Gegenstände im weissen
Lichte überhaupt aufgehoben wird. Nur die Dauer der
Auffassung ist im weissen Lichte beschränkt.

Als die am häufigsten vorkommenden Gewebs-Störungen dieser Art erwähne ich unter Anderen hier nur:
die Ausdehnung und Vermehrung der Retinal-Gefässe, die
Verringerung der Pigmentschicht und das dadurch ermög-

lichte Hervortreten der Vasa chorioïdealia, leichte Exsu-
dat-Ueberzüge, Sclerectasie und mancherlei nicht allzu
dicht gewordene Verdunkelungen der durchsichtigen Medien dicht vor der Retina.

Bei der Kopiopia monocularis können die genannten und ähnliche Gewebs-Störungen auf der leidenden Seite oft schon einen sehr entschiedenen Charakter
angenommen haben und die Unterscheidungskraft des
betreffenden Auges ist dann in entsprechendem Grade
bis zu wahrer Amblyopie gesunken. Die Untersuchung
hat bei der einseitig begründeten Krankheit auch noch
selbstverständlich den Vortheil, dass wir das Verhalten
der gesunden Netzhaut mit dem der kopiopisch oder
amblyopisch gewordenen vergleichen können. In der
Regel stimmt der objective Thatbefund mit dem functio-
nellen Sachverhältnisse, oft aber ist der Befund der Netzhäute auf beiden Seiten gleich, ja die Fälle sind nicht
selten, wo die ophthalmoscopische Untersuchung irre
führt und das Gegentheil von der Wahrheit zu lehren
scheint, weil die functionelle Störung des einen Auges
mehr in das Gewicht fällt, als die dem Ophthalmoscop
sich aufdeckenden Gewebs-Störungen des anderen Auges.

Ich kann es daher für die Licht-Therapie als
Grundsatz aufstellen, dass man seinen Heilplan schon
abschliesse, bevor die innere Untersuchung angestellt
wird, welche möglicher Weise die Urtheilsfähigkeit des
Kranken für die anzustellenden Sehversuche schwächt,
auch wenn man keine künstliche Erweiterung seiner
Pupillen vorgenommen hat. Nachträglich angestellt, kann
dann die innere Untersuchung zur genaueren wissenschaftlichen Bestimmung des betreffenden Falles das

Ihrige beitragen und zur Richtschnur der bisweilen
sonst noch nothwendigen therapeutischen Maassregeln
dienen.

Aber vor Allem muss ich bei der Kopiopia monocularis auf den günstigen Umstand zurückkommen,
dass unerachtet der noch so weit vorgeschrittenen Entwickelung von Gewebs-Störungen auf dem einen Auge,
die uns sonst wohl entmuthigen müssten, die Licht-
Therapie noch in ihrer vollen Wirksamkeit verbleibt.
Der zehnte Theil der ursprünglichen Sehkraft, der bei
einem Fall mit Kopiopia monocularis in der zerstörten
Netzhaut noch wirksam ist, reicht hin, die Function des
gesunden Nebenorgans zu beirren und zu lähmen; aber
der tief genug gegriffene blaue Schatten vor dem kranken Auge, mit einem schwächeren vor dem gesunden
gepaart, ist im Stande, die Netzhäute wieder zu befreun-
den und dem rasch Ermüdenden die ganze Arbeitskraft wieder in die Hand zu geben.

Therapie der Kopiopia retinalis (simplex).

Unter dem Einflusse des weissen Lichtes nur functionell krank geworden, kann die Netzhaut des an Ermüdung Leidenden auch unter der fortdauernden Einwirkung des weissen Lichtes nicht genesen. Oder gar
schon gewissen organischen Veränderungen des Seh-
Apparats verfallen, kann der Kranke im weissen Lichte
ein- für allemal keine Dauer mehr entwickeln. Man
ist hier in der That ebensowenig im Stande, durch eine
blosse quantitative Verringerung der Beleuchtung
etwas Namhaftes durchzusetzen, als man sich einer rei-
nen Täuschung hingiebt, wenn man glaubt, durch eine

recht lange fortgesetzte Schonung der Augen die Gesundheit wieder herstellen zu können. Ich stelle hier meine
zwanzigjährige Erfahrung diesem immer wiederkehrenden
Irrthume entgegen, und die vielen wichtigen Entdeckun-
gen, die der Augenspiegel hinzugetragen hat, geben dieser meiner Ansicht den festesten objectiven Grund und
Boden. Abgesehen von dem Lästigen, ja für die Meisten
ganz Unausführbaren, was in einer lange gebotenen Unthätigkeit liegt, ist mit höchst seltenen Ausnahmen die
Frucht eines solchen negativen Verfahrens kernlos, es
sei denn, dass es sich um die ersten Anfangs-Stadien
der blos functionell begründeten Kopiopie handelt, die
wir aber kaum je zu Gesicht bekommen. Nicht viel
Besseres kann ich von der sogenannten Stärkung der
Augen durch allerlei Einreibungen oder durch die kalte
Douche sagen — Mittel, die viel rationeller klingen, als
sie es sind, die wir immer der Reihe nach wieder auf-
geführt finden, die aber endlich zu Grabe getragen werden müssen.

Eine positive Hülfe muss den Netzhäuten geboten
werden, und eine Einwirkung muss an der rechten Stelle
geschehen, um wenn möglich noch Radicales zu erreichen,
oder da, wo organische Veränderungen schon dazwischen
traten, die Function dennoch wieder nachhaltig zu machen.
Beides leistet der Vertausch des weissen Lichtes mit
dem blauen. Was der Kranke lange Jahre und unter
grossen Opfern und oft in weiter Ferne vergebens
suchte, wird durch die erste passende Beleuchtung der
Netzhäute mit der richtig gestimmten Licht-Nüance
schnell erreicht, und zwar bei den hier besprochenen
Kranken mit reiner Kopiopia retinalis, ohne dass wir

den benutzten Gläsern eine andere als eine Plan-Schleifung zu geben benöthigt sind. Einzig und allein die wahrnehmbarere und doch schonende Eigenschaft der blauen Strahlen belebt die Netzhäute wieder, und bewahrt ihre Function vor nachfolgender Erschlaffung. Indessen ist auch mit der blossen Gradabschattung des blauen Lichtes für die meisten Fälle von Kopiopie erst etwas Gutes, aber noch nicht etwas Vollständiges geschehen. Da die Kopiopia simplex monocularis häufiger vorkommt, und auch bei der Kopiopia binocularis das Netzhautleiden im rechten und linken Auge verschiedene Stufen erreicht zu haben pflegt, so kommt es noch auf die richtige Zusammenstellung der Farbentöne an, damit jede Netzhaut, von ihrem angemessen schwingenden Lichte berührt, in dauernder Eintracht mit der Anderen verbleibe, und dem Kranken zu keinem Ausspannen der Sinnesthätigkeit Veranlassung gebe. So wird je nach Umständen:

eine Planbrille in Nüance II oder III

> für den mit mässiger Kopiopia simplex binocularis Behafteten,

eine Planbrille in Nüance V oder VI

> für den in stärkere Kopiopia simplex binocularis Versunkenen,

eine Planbrille { in Nüance II rechts,
{ in Nüance IV links,

> für den an Kopiopia simplex monocularis sinistra geringeren Grades Leidenden,

eine Planbrille { in Nüance III links,
{ in Nüance VI rechts,

> für den durch Kopiopia simplex monocularis dextra höheren Grades aller Ausdauer Beraubten,

oder eine andere solcher Combinationen zu wählen sein,
damit statt einer bis auf Minuten zusammengeschmolzenen
Sinnesthätigkeit wieder die volle Arbeitskraft in Fluss
gerathe. Und, was dieser Therapie den grössten Triumph
sichert, das anders beflügelte Licht ist bevorzugt, auch
diejenigen Netzhäute in dauernder Schwingung zu erhalten, welche, nach der ophthalmoscopischen Untersuchung von sichtbaren Organisationsfehlern durchwebt,
für das weisse Licht ihre Nachhaltigkeit ein- für allemal versagen.

II. Kopiopia retino-muscularis presbyopica.

Diagnose.

Die Folgen einer zu reizenden Einwirkung des weissen Lichtes bleiben nicht auf die von dessen Strahlen
unmittelbar betroffene Fläche, nicht blos auf die Netzhaut beschränkt, sondern der von der reflectorischen
Thätigkeit der Netzhaut abhängige Muskel-Apparat
wird mittelbar und wie in einem zweiten weiteren Kreise
davon berührt. Die Unnachhaltigkeit der Retinal-Func-
tion umgiebt sich mit einer Unnachhaltigkeit des Ein-
stellungs-Vermögens für die Nähe, und so entsteht
noch ein anderer auch vom weissen Lichte verschuldeter
Krankheits-Bereich, den wir in diesem Zusammenhange
der Licht-Therapie vindiciren müssen, der zwar in ver-
steckterer Weise, aber deswegen nicht weniger drückend,
eine zahlreich vertretene Klasse von Leidenden unter
seiner Botmässigkeit hält.

Das weisse Licht lähmt beim Auge die moto-
rische Kraft fast so viel als das Alter. Woher

wohl sonst das Heer von Menschen mit jugendlicher Presbyopie, die, noch in den zwanziger Jahren stehend, wohl
ihr ganzes übriges Muskel-System, nur nicht das des
Auges, in nervig ausdauernder Spannung zu erhalten
im Stande sind? Sollten nicht die, — müssen wir uns
sonst vom theoretischen Standpunkt aus fragen — welche
sich unausgesetzt mit nahen und kleinen Objecten beschäftigen, wie alle anderen mit Vorzug in Anspruch
genommenen Muskeln, auch ihre Accommodations-Muskeln stärker bekommen und functionsfähiger machen?
Und doch sehen wir nicht diese scheinbar richtige
Schlussfolgerung sich bewahrheiten, und nicht die Myopie, sondern die Presbyopie aus der gespannten Beschäftigung mit nahen Gegenständen hervorgehen. Es
liegt eben etwas Anderes dazwischen, was sich geltend macht und diese Schlussfolgerung Lügen straft.
Die von der dauernden Arbeit im weissen Lichte schwach
gewordene Netzhaut lässt auch die von ihr abhängigen
Muskeln schwach werden und ausspannen. Das dem
weissen Lichte schonungslos ausgesetzte Auge wird vor-
zeitig zur Presbyopie getrieben.

Es giebt für diese Anschauung ein bestätigendes
objectives Symptom, auf welches ich bereits früher die
Aufmerksamkeit gelenkt habe, und welches, wie der
fallende Barometer den wachsenden Druck der Luft, so
den steigenden Grad der Ermüdung angiebt, dem der
Accommodations-Apparat im weissen Lichte unterliegt.
Wenn man einen mit Kopiopia presbyopica Behafteten
lesen heisst, und das Schriftblatt von ihm so gehoben
halten lässt, dass man seine Augen bequem beobachten
kann, so nimmt man wahr, wie trotz der Einstellung

für die Nähe die Pupillen nach einiger Zeit anfangen
sich langsam zu erweitern. Das ist das physiologische
Wahrzeichen vom Ueberhandnehmen der Presbyopie.
Zuletzt kommt ein Moment, in dem sich die Pupillen
plötzlich gross aufthun. Das ist der Beweis, dass der
Kranke nun diesem Vorgange nicht mehr widerstehen
kann. Das objective Symptom trifft genau mit der subjectiv fühlbaren Ermüdung überein. Ein jetzt rasch
vorgeschobenes blaues Planglas — also eine Verminderung der Helligkeit mit qualitativ schonenderem Lichte
— verkleinert die Pupillen, d. h. giebt der Netzhaut
ihre Herrschaft zurück, stärkt in zweiter Linie den
Muskel-Apparat und bringt als Endresultat dem Kranken
dauernd die Nähe wieder.

Bis zu welchem Antheil es sich im einzelnen Falle
noch um die primäre Kopiopia retinalis handelt und
bis zu welchem Grade durch die Einwirkung des Lichtes
die secundäre Kopiopia muscularis sich hinzugesellt, ja
sogar zur Hauptsache werden kann, das hängt vollkommen von der individuellen Disposition des Kranken ab.

Die grösste Verschiedenheit spricht sich hier thatsächlich aus, und jeder einzelne Fall ist sorgfältig zu
ermitteln, weil sonst die Therapie der Genauigkeit ent-
behrt und den zweierlei Bedürfnissen des Kranken nur
annäherungsweise zu entsprechen vermag. Auch bei
der Kopiopia presbyopica kann die pathogenetische Entwickelung von beiden Netzhäuten gleichzeitig ausgehen.
Daher

a) **Kopiopia presbyopica binocularis,**

oder der Krankheitsheerd ist, und zwar in der
Mehrzahl in dem einen Auge zu suchen, wäh-

rend das andere Auge in Weitsichtigkeit und Ermüdung secundär hineingezogen wird,

b) Kopiopia presbyopica monocularis.

Therapie der Kopiopia presbyopica.

Je genauer der Augenarzt einen Fall von Kopiopia
presbyopica zergliedert, und sich über dessen Einzelheiten durch geeignete Sehversuche Klarheit zu verschaffen
bemüht ist, desto eingehender und desto gemässig-
ter kann die Wahl der Augengläser werden, um beiden
Schwächen gerecht zu werden, die sich verschwisterten,
und von denen die eine die andere nach sich zog.

Die optische Einrichtung kann sich noch auf die
blosse qualitative Abänderung des Lichtes beschränken,
wo das Muskel-Leiden nur angebahnt ist, und deshalb
auch erst mitzusprechen beginnt, nachdem das weisse
Licht Gelegenheit hatte, der Netzhaut eine Weile hindurch lästig zu werden. Ein blaues Glasscheibchen ohne
alle Wölbung giebt hier der Netzhaut nicht nur die
eigene Ruhe, sondern auch die volle Beherrschung der
Accommodation für die Nähe wieder zurück. Die Hin-
zufügung einer Convex-Schleifung würde dem nur scheinbar schon weitsichtigen Kranken — wenn anders derselbe nicht davon die Belästigung verspürt und aus eige-
nem Antriebe Abstand nimmt — jedenfalls zuviel und
in sofern eine schädliche Unterstützung gewähren.

Die optische Einrichtung muss schon combinirter
werden und neben der qualitativen Licht-Aenderung sich
auch der Lichtbrechung (der Convex-Schleifung) da bedienen, wo das secundäre Muskel-Leiden zu einer reife-

ren Entwickelung und mit der Zeit zur Selbstständigkeit gelangte.

Die optische Einrichtung muss aber noch combinirter und der blaue Lichtstrahl in dem einen der beiden Convexgläser intensiver zuertheilt werden, wenn nur die eine Netzhaut den Ausgangspunkt der beiderseitigen Kopiopie und Presbyopie bildet, und wenn man sich überzeugt, dass nur die eine Netzhaut in ihrer Auffassungskraft für die Formen wesentlich gesunken, in ihrer Reizbarkeit gegen die Lichtquantität aber dieselbe geblieben, ja vielleicht gar gesteigert ist.

Nach diesen in der Pathologie begründeten und das Schicksal des Kranken bestimmenden Verschiedenheiten werden folgende des Beispiels wegen anzuführende Licht-Verordnungen verständlich sein, welche ich, jede an ihrem Orte, als zuverlässige Hülfe gegen die Kopiopia presbyopica bewährt gefunden habe:

1. Eine Planbrille beiderseits in Nüance IV wird für einen Kranken zu wählen sein, dessen beide Netzhäute — gleichviel, ob dieselben unter dem Ophthalmoscop gesund oder von leichten Organisationsfehlern befallen erscheinen — thatsächlich an Kopiopia leiden, und welcher von einer secundär hinzutretenden Presbyopie zu leiden hat, die ihn veranlasst, das vom weissen Lichte beleuchtete Schriftblatt während des Lesens allmählich immer weiter und endlich so weit abzurücken, bis die Buchstaben, unerachtet aller Anstrengung, ihm unkenntlich werden. Unter dem nur qualitativ geänderten Lichte hört die Sehweite auf, sich ungebührlich hinauszuschieben und die volle Ausdauer ist gesichert.

2. Eine Planbrille nur links in Nüance V

ist das therapeutische Mittel da, wo nur in der linken
Netzhaut eine Kopiopia wohnt, eine Weitsichtigkeit und
Ermüdung beider Augen aber von dort aus heimlich
eingeleitet wird. Unter dem quantitativ verringerten, aber
qualitativ belebenderen Lichte bleibt das linke Auge trotz
der Gewebs-Störungen, die etwa der Augenspiegel in
seiner Netzhaut oft schon recht stark entwickelt zeigt,
oder unerachtet der Nubecula, oder cataracta incipiens,
die wir bei seitlicher Beleuchtung zu entdecken vermögen,
so in gehobener Stimmung, dass die binoculare Combination ohne Hinderniss dauernd von Statten gehen, und
dass die beiderseitige Accommodation für die Nähe
in ungeschwächter Kraft sich bewähren kann.

Unterwerfen wir in einem solchen Falle von Kopiopia presbyopica monocularis das mit dem tieferen Blau
bedachte linke Auge versuchsweise der Einzelprobe, so
zeigt sich oft, dass dasselbe auch unter der gewährten
Hülfe für seine eigene Function unrettbar verloren
ist (vergl. S. 119) und z. B. das Lesen aufgeben muss.
Unsere Absicht geht auch nur dahin, dass nicht auch
die rechte in sich gesunde oder doch fehlerfreie Netzhaut auf Umwegen von Kopiopia und Presbyopia vom
linken Auge aus bezwungen werde. Und dies gelingt
auf eine für den Kranken selbst höchst überraschende
Weise. Denn von dem Moment ab, wo wir zur Gegenprobe sein linkes, wie er selbst weiss, zum Lesen unfä-
higes Auge den weissen Lichtstrahlen wieder aussetzen,
oder wo wir das bläue Scheibchen statt des linken, seinem rechten Auge vorlegen, zieht ohne Weiteres die
beiderseitige Presbyopie wieder ein, um mit Kopiopie
zu endigen.

3. Eine Convex-Brille No. 60. in Nüance III
ist die combinirte Licht-Verordnung da, wo die Kopiopia retinalis beider unter dem Ophthalmoscop sich normal ausnehmenden Augen schon mit einer selbstständigen Presbyopie complicirt wurde, weil dem Kranken die
vielleicht schon seit Jahren nothwendig gewesene Plan-
Brille in Nüance III bei seiner blendenden Beschäftigung
gefehlt hatte.

4. Eine Convex-Brille $\begin{cases} + \text{ 40 in II rechts,} \\ + \text{ 40 in VI links,} \end{cases}$

ist die noch combinirtere Verordnung für einen Kranken,
dessen rechtes Auge z. B. organisch ganz gesund, dessen
linkes Auge aber auf der Netzhaut weisse Inseln als
deutliche Spuren einer längst abgelaufenen Retinitis ex-
sudativa, oder traubenartige schwarze Conglomerate als
das Product einer Gefäss-Thrombose entdecken lässt. Die
in sehr verschieden dunklen Bündeln den beiden Netzhäuten zugeführten Lichtstrahlen bringen zwar keine
Genesung, aber eine gegenseitige Verträglichkeit der
Augen, und mit dieser eine unermüdliche Arbeitskraft
zurück.

III. Kopiopia retino-muscularis myopica.

Diagnose.

Im grellsten Gegensatze zu den eben beschriebenen
von der Kopiopia presbyopica Bezwungenen giebt es
eine Klasse von Ermüdenden, welche ihr Bestreben, so
spät als nur möglich von der Arbeit abzulassen, dadurch
verwirklichen, dass sie ihre Augen dem Sehobject
in immer stärkerem Grade näher bringen, bis
sie, der Eine früher, der Andere später, auf dem kür-

zesten Abstande angelangt, die zum Ausruhen nöthige
Pause nicht mehr abweisen können.

Geschieht diese Annäherung bei denen, die noch
im Anfange der Krankheit sich befinden, während der
Tagesbeleuchtung so allmählich und unvermerkt,
dass darüber eine Stunde und wohl noch mehr Zeit verrinnen kann, und dass weder die Kranken selbst davon ein
Bewusstsein haben, noch Andere, die sich in ihrer Nähe
befinden, davon Kenntniss nehmen: so macht sich diese
charakteristische Annäherung bei der weiteren Entwickelung der Kopiopia myopica immer auffälliger geltend.
Bei künstlicher Beleuchtung sind sogar alle auch
die frühesten Anfänger dieser Kopiopia bei einiger Aufmerksamkeit kaum zu verkennen. So rasch bewältigt
sie das chromatische Licht.

Dem Volke gelten diese eigenthümlichen progressiv der Sehferne verlustig gehenden Augenkranken für
wahre Kurzsichtige, und zwar für selbstverschul-
dete. „Denn sie können ja thatsächlich weit sehen,
„und so kann es auch nur Unachtsamkeit auf sich selbst,
„so muss es Angewohnheit sein, welche sie bei ihrer
„Beschäftigung den Sehobjecten immer näher rücken
„lässt. Kinder aber müssen fleissig ermahnt, und wenn
„anders dies nichts hilft, pädagogisch von dieser Unart
„geheilt werden.“

Auch die ärztliche Kunst hat sich dieser die Myopie
gezwungener Weise simulirenden zahlreichen Kranken
eben nicht allzu sorglich angenommen, sie nicht als eine
besondere Klasse von Lichtkranken gekennzeichnet,
um sie den eigentlichen Accommodations-Kranken
diagnostisch gegenüber zu stellen; die Therapie hat sie

nirgends in Rücksicht auf das aetiologische Moment zweckmässig bedacht. Selbst das Tenotom konnte, ohne Widerspruch zu finden, seine Uebergriffe machen, damit der „Muskel-Krampf" gehoben werde, der vermeintlich daran Schuld sei, dass das mit freier Sehkraft begabte Auge in immer wachsendem Grade in die Nähe der Sehobjecte herangedrängt werde.*)

Der wahre Grund, weshalb die Kranken mit Kopiopia myopica sich in scheinbar ungebührlicher Weise dem Sehobject nähern, liegt darin, dass ihre Netzhaut, nach Verlauf einer gewissen Zeit im weissen Lichte unfähig geworden, kleine Gegenstände genau zu unterscheiden, durch gesteigerte Annäherung eine stärkere Beleuchtung, einen erhöhten Sinnesreiz erstrebt, um neue Frist zu gewinnen, während deren sie unter einem grösseren Gesichtswinkel ihre Thätigkeit noch fortzusetzen im Stande ist. Der erhöhte Reiz bleibt aber rücksichtlich seiner Schädlichkeit derselbe, ja diese schärft sich in gleichem Grade mit der wachsenden Annäherung, treibt immer von Neuem zur Steigerung der Aushülfe, bis diese, erschöpft, die endliche Ermüdung nicht mehr abzuweisen vermag.

Lange habe ich angestanden, den Namen Kopiopia myopica für diese Licht-Kranken zu wählen, da es sich streng genommen mehr um eine Pseudomyopie handelt. Indessen wird durch diese Benennung am entschiedensten der Gegensatz zu den vorher beschriebenen Kranken angedeutet, welche durch rasch anwachsenden

---

*) Sichel's Ansicht über die Entstehung der Augenermüdung und deren operative Heilung.

Nachlass ihrer Accommodations-Muskeln und also durch
Presbyopie zum Ausruhen gezwungen werden; andererseits spricht für die Zweckmässigkeit dieser Benennung
der Umstand, dass eine sehr namhafte Zahl der
Individuen von wirklich myopischem Bau dieser Art von Ermüdung anheimfallen. Der ohnehin schon nicht ergiebige Fernpunkt dieser Accommodations-Kranken wird durch die kaum vermeidliche
Ueberreizung ihrer Netzhaut im weissen Lichte (vergl.
Seite 139 und 146) progressiv noch mehr verkürzt, und
das Einschreiten Seitens der Therapie nicht nur durch
Lichtbrechung (Concav-Gläser), sondern auch durch
qualitative Lichtänderung ist das einzige Mittel gegen
die dem myopischen Bau sich noch hinzugesellende
Kopiopie.

Endlich muss ich zur Charakterisirung der Kranken
mit Kopiopia retino-muscularis myopica auf die Thatsache zurückkommen, dass auch bei ihnen nicht immer
die beiden Netzhäute den gemeinsamen Ausgangspunkt
zur Ermüdung abgeben, dass es sich nicht immer um eine

a) Kopiopia myopica binocularis

handelt, sondern dass in den meisten Fällen nur die
eine Netzhaut die ganze Schuld trägt, so dass lediglich eine

b) Kopiopia myopica monocularis

den Krankheitszustand bildet. Nur die eine Netzhaut
bahnt die Ermüdung an, sei es, dass sie von einem un-
regelmässig zerstreuten Lichte getroffen wird, wozu das
schwächste Hornhautwölkchen, die leiseste Linsentrübung Veranlassung geben kann, sei es, dass die eine
der Netzhäute selbst von zarten Organisationsfehlern be-

fallen, zwar für kurze Zeit in dem weissen Lichte noch genügend unterscheidet, dem dauernden Begegnen desselben aber abhold geworden ist.

Therapie der Kopiopia myopica.

Je nachdem bei der Prüfung durch blosse Sehversuche und oft auch noch durch die bestätigenden Ergebnisse der Ophthalmoscopie sich feststellen lässt, dass der eine oder der andere der angeführten ätiologischen Verhältnisse den Verlust der Sehferne herbeiführte und zur Ermüdung trieb, entwickelt sich für die allen sonstigen Heilmitteln oft genug unzugänglich gewordenen Kranken eine eben so einfache als im Einzelnen individualisirbare Hülfe.

1. Eine Plan-Brille in Nüance II oder III bringt dem mit normalem Bau des Auges begabten, aber von leichter Kopiopia myopica heimgesuchten und deshalb besonders bei der künstlichen Beleuchtung belästigten Kranken die natürliche Sehweite und mit ihr die Ausdauer zurück.

2. Eine Plan-Brille in Nüance IV, V oder VI verhilft dem, seines normalen Baues der Augen unerachtet, durch arge Kopiopie schon bei Tage und nach Minuten bis auf wenige Zoll an sein Arbeitsobject herangedrängten Kranken sofort zur natürlichen Sehweite und mit ihr zu der lange vermissten zwanglosen Thätigkeit.

3. Eine Plan-Brille $\begin{cases} \text{in II rechts,} \\ \text{in IV, V oder VI links, ist} \end{cases}$ bei einer, des normalen Baues beider Augen unerachtet, sich rasch einstellenden Kopiopia myopica monocularis sinistra das zuverlässig helfende Mittel.

4. Eine Concav-Brille No. 40. in IV kann dem
durch seine mässige Myopie zur grössten Ausdauer Be-
rechtigten, aber durch Kopiopie dieses Vorzugs eben so
vollständig Beraubten durch keine andere therapeutische
Maassregel ersetzt werden.

5. Eine Concav-Brille No. 15. { in II links,
{ in VI rechts, ver-
setzt ohne Verzug und ohne Nachtheil einen Augen-
leidenden in rüstige Thätigkeit, der, ursprünglich von
hereditärem myopischen Bau, in seinen mittleren Lebensjahren von Kopiopia myopica dextra befallen, unter den
vergeblichen Versuchen seiner radicalen Besserung, an
körperlicher und geistiger Energie einbüsste, und nach
noch so langer Schonung seiner Augen sich schliesslich
zum Aufgeben seines Berufes verurtheilt sah.

IV. Kopiopia dolorosa.

Diagnose.

Noch eine vierte Klasse von Kranken mit Augen-
Ermüdung ist diagnostisch zu scheiden, welche fast nicht
mehr in das pathologische Gebiet des Gesichts-Sinnes
zu gehören scheinen, weil sie des dauernden Gebrauchs
ihrer Augen beraubt sind, ohne dass dabei der Verlust
der Sehschärfe, wie bei den übrigen Kopiopischen, schliesslich den Ausschlag giebt. Im Gegentheil das Gesichts-
bild bleibt ihnen bis zum letzten Augenblick deutlich,
und die Nothwendigkeit zur Unterbrechung im Sehen
tritt dennoch ein.

Denn nicht in dem zur ersten Entwerfung des Bildes geschaffenen sensuellen, auch nicht in dem zur
Schärfung des näher oder ferner liegenden Bildes be-

stimmten motorischen, sondern in dem nur loser an
das Auge geknüpften Nervengebiet der Sensibilität
wohnt der Zwang, der mit der Modificirung des Bildes
nichts zu schaffen hat und dennoch auf seinen vielen
dem Anatomen bekannten Bahnen zur Einschränkung der
optischen Thätigkeit mahnt und zum Ausruhen nöthigt.

Unangenehme, vom Auge aus das sensible Nervensystem durchziehende, in ihrer Eigenthümlichkeit
oft nicht zu beschreibende, oder bis zu jähem Schmerze
sich schärfende Empfindungen sind die Zwangsmit-
tel, denen der Kranke nicht widerstehen kann, sondern
durch Ausruhen gehorchen muss, wenn derselbe noch
so sehr wünscht, sich für die Dauer seiner Augen zu
bedienen. Und diese Empfindungen oder Schmerzen
üben um so unbeschränkter ihre Herrschaft aus, je wi-
derstandsloser das Nervensystem des einzelnen Kranken
in seiner Totalität ist. Deshalb findet die Kopiopia dolorosa erklärlicher Weise unter den Hysterischen und
Hypochondrischen einen eben so fruchtbaren Boden als
sonderbare Bahnverzweigungen, und ist man in der That
der Wahrheit nicht allzu fern gewesen, wenn man schon
öfters von einer Augen-Hysterie oder Augen-Hypochon-
drie gesprochen hat, ohne darauf bedacht zu sein, gegen
diesen wohlbegründeten Nervenzustand auch vom Auge
aus eine entsprechende Erleichterung oder durchgrei-
fende Hülfe zu bereiten.

Bei der Beschreibung der Kopiopia dolorosa muss
ich im Uebrigen auf dasjenige zurückverweisen, was ich
bereits in dem Capitel IX 5. über den Augenschmerz,
über dessen häufige Entstehung aus der tiefer stehenden
Thätigkeit der einen Netzhaut, über dessen irreleiten-

des Erscheinen auf der gesunden Seite, und über dessen
Begründung in der schwierigen Combination der beiderseitigen Bilder bemerkt, so wie über die Wirkung des
blauen Lichtes auf diese Verhältnisse mitgetheilt habe,
woraus hervorgeht, dass es sich der Entstehung nach
nicht nur um eine

Kopiopia dolorosa binocularis,

sondern häufiger noch um eine

Kopiopia dolorosa monocularis

und deren rationelle Heilung handelt.

Therapie der Kopiopia dolorosa.

Verringerung oder Unterbrechung der Arbeit und
schlimmsten Falls das gänzliche Schliessen der Augen
sind freilich das selbstverständliche Mittel, den Reizungen ein Ende zu machen, welche meist nur die Gegend
der Orbita und die Stirn umziehen, oft aber auch auf
den Wegen der sensiblen Nerven bis weit durch den
Körper ausströmen, bis in den Nacken und in die Fingerspitzen gelangen, bis in den Magen und das Ganglien-
System des Unterleibs getragen werden, und dort Uebelkeit und sonstige Empfindungen erregen, deren nähere
Erörterung die Grenzen dieser Arbeit überschreiten würde, und worüber wir in Romberg's Werk über Ner-
venkrankheiten eine lebendige Schilderung erhalten.

Das qualitativ geänderte Licht, welches die Netzhäute milde und schonend berührt und, in verschiedenen
Nüancen nebeneinander dargeboten, die Disharmonie der
Sinnesthätigkeit ausgleicht, ist das positive Mittel,
um die mannigfachsten und wunderbarsten Reizungen
zu besänftigen und zu heilen, ohne dass die Kran-

ken der Schonung bedürfen und der gezwun-
genen Ruhe anheim zu fallen brauchen. Denn
Arbeit unter der richtigen Unterstützung gilt auch hier,
wie bei jedem Organ, das wir der Genesung zuführen
wollen, mehr denn die Ruhe, und die wiedergegebene
Möglichkeit zur Beschäftigung und zur Zerstreuung ist
namentlich nervösen Individuen eine der wichtigsten Bedingungen zu ihrem neuen Gedeihen.

So wird es nicht mehr irrationell erscheinen, wenn
wir dem blauen Lichte die Fähigkeit zutrauen, dass es
als eine besondere Kraft sein eng umgrenztes Wirkungs-
gebiet überschreitet, und auf weit liegende Gegenden
der erregten sensitiven Nervensphäre als Heilmittel Einfluss hat.

Eine Plan-Brille in der geeigneten Nüance wird
dies leisten bei Kopiopia dolorosa binocularis.

Eine Concav-Brille $\left\{\begin{array}{l} - \ 60 \ \text{in II rechts,} \\ - \ 60 \ \text{in VIII links,} \end{array}\right.$ befreite unter Anderen eine schwach myopische Kranke,
welche nach heftiger innerer Ophthalmie seit einem De-
cennium die Sehkraft ihres linken Auges bis auf die
blosse allgemeine Lichtwahrnehmung eingebüsst hatte,
von namhaften Kopfschmerzen. Das tief blaue Licht,
welches die kaum noch empfindende Netzhaut traf, leistete positiv, was durch ein dauerndes Versetzen des
kranken Auges in absolute Dunkelheit nicht hatte bewirkt werden können.

Casuistik.

Fall 36 bis 40.

Fall 36.

Kopiopia retinalis des linken Auges; dieselbe Affection des rechten aus binocularer Combinations-Störung; Hülfe für beide Augen durch entsprechende Grade blauen Lichtes.

Fräulein Röstel, 29 Jahre alt, aus Märkisch Friedland, war bereits seit Jahresfrist zur Unthätigkeit gezwungen. Die Leistungen ihres Gesichts waren für den Tag erschöpft, wenn sie am Morgen eine halbe Stunde gelesen hatte. Ein Flimmern vor dem linken Auge und zeitenweise Erscheinung eines runden wolkigen Fleckes im Gesichtsfelde hatte die Kranke als besondere Erscheinungen hervorzuheben. Vor Allem aber musste sie jedes helle Tages- oder künstliche Abendlicht sorgfältig meiden, wenn ihre Augen nicht nachträglich lange an Ueberreizung leiden sollten.

Die Verschlimmerung, welche sich jedesmal vor der Zeit der Menses einstellte, rechtfertigte wohl die Ansicht, dass das Uebel aus Congestion hervorgegangen sei, und bei der Ophthalmoscopie gab sich auch eine zu starke Ueberfüllung der Retinal-Gefässe zu erkennen. Nichtsdestoweniger waren alle noch so richtig auf diese Aetiologie berechneten und streng durchgeführten Kunstmittel, sowie das Verbot jeglicher Beschäftigung leider ohne allen Erfolg auf eine Herabstimmung des Uebels geblieben.

Die Anschauung des Falles von meinem therapeutischen Standpunkte aus war: gesunkene Unterscheidungskraft der linken Netzhaut bei verhältnissmässig erhöhter Empfindlichkeit derselben gegen das Licht, und von dort aus durch Combinations-Störung erzwungene Unbrauchbarkeit der gesunden rechten Netzhaut für dauernde Beschäftigung. Ein kurzer Leseversuch mit jedem Auge einzeln überzeugte auch

bald die Kranke, dass ihr linkes Auge weniger deutlich und
nur unter beständiger Gewährung von Ruhepunkten unterscheiden konnte. Sie erhielt darauf hin:

Planglas in Nüance IV rechts,
Planglas in Nüance VI links.

Die Befähigung zur andauerndsten Beschäftigung mit
den feinsten Handarbeiten war das unmittelbar gewonnene
Ergebniss dieser palliativ eingeleiteten Kur. Der absichtlich
gewählte Aufenthalt im Theater und in anderen hell erleuchteten Räumen wurde eben so leicht ertragen, als sich die
früheren Erscheinungen der Reizung auf die Spitze treiben
liessen, sobald die Kranke sich die verordnete Brille so vor-
hielt, dass das dunklere und hellere Glas vor die falsche
Seite gelangte.

Durch die Ausgleichung der Störung im binoculären
Sehen vermittels des entsprechenden in blosse Plangläser
gelegten Doppel-Lichtes leitete sich bei der Kranken schon
während weniger Wochen ihres hiesigen Aufenthaltes eine
radicale Besserung ein, so dass das Zeitmaass sich merklich
verlängerte, während welches sie sich auch ohne die Brille
mit Lesen und weiblichen Handarbeiten beschäftigen konnte.

Fall 37.
Kopiopia retinalis monocularis sinistra; Hülfe
durch ein nur links verwendetes Planglas
in Nüance V.

Carl Ideler, 14 Jahre alt, hatte von frühster Jugend
her ein schwaches linkes Auge gehabt, ohne dass daraus
allgemeine Sehstörungen früher als in den letzten anderthalb Jahren entstanden waren.

Bei der Untersuchung im Herbst 1856 las das kranke
Auge nur bis No. 9. der Büchler'schen und bis No. 11. der
Jäger'schen Schriftproben. Das Durchlaufen einer einzigen
Zeile genügte, um die Leistungen des Auges vollkommen zu
erschöpfen. Die Anwendung des Ophthalmoscops liess ein
gering bogenförmiges Aufsteigen der Gefässe aus der Papilla

optica deutlich erkennen. Derselbe Umstand fand sich indessen auch im gesunden Auge vor. Ein Planglas in
Nüance V verdeutlichte dem Auge die Buchstaben nicht
unerheblich und liess auch die Ermüdung erst nach vier
Zeilen eintreten.

Der junge Gymnasiast verspürte nun beim Tageslichte
nicht die geringste Gesichts-Störung. Desto mehr aber lehnte
sich bei künstlicher Beleuchtung das linke Auge gegen jede
Beschäftigung auf, und nahm durch Beirrung des binocularen
Sehens das rechte Auge so mit in das Geleit, dass Ideler
seit den letzten anderthalb Jahren von jeglicher abendlichen
Beschäftigung hatte Abstand nehmen müssen. Ein auch noch
so kurz angestellter Versuch strafte sich jedesmal durch
Druck und Reizung beider Augen, und durch andauernde
Migräne am nächstfolgenden Morgen. Viele Theorieen und
manche Versuche mit Brillen waren an der Beseitigung die-
ses zeitraubenden Augenübels gescheitert.

Das linke Auge, ohne Zweifel der Ausgangspunkt der
als Ermüdung in die Erscheinung tretenden binocularen
Sehstörung, war allein zu berücksichtigen und erhielt das
bereits oben erwähnte Planglas No. V. Das rechte Auge
blieb ganz frei. Fünf Stunden hatte der auf den Erfolg
gespannte Kranke am ersten Abend bei der üblichen Lam-
penbeleuchtung eifrig gelesen, und noch harrte er vergeblich
auf die leiseste Mahnung, dass es Zeit sei, seinen Augen
Ruhe zu gönnen. Deutlich hatte er das Gefühl, dass bei
dem qualitativ geänderten Lichte sich das linke Auge zur
Arbeit einlegte, und jeder Gewinn schwand, so oft er versuchsweise dasselbe Glas dem rechten Auge anbot.

Alle späteren in vierwöchentlichen Zwischenräumen gegebenen Berichte dienten nur zur Bestätigung eines so günstigen und doch so leicht gewonnenen Ergebnisses. Auch
eine radicale Besserung blieb nicht aus. Das bis dahin am
Tage schlummernde und am Abend durch Widerspen-
stigkeit sich geltend machende Auge erholte sich und
hatte sich, nach den letzten Berichten, von der Ermüdung,

die ihm früher schon nach einer Zeile Zwang angelegt hatte,
bis auf die Dauer von drei bis vier Minuten frei gemacht.

Fall 38.

Im rechten Auge begründete Kopiopia retinalis.
Scala des Wirkungs-Vermögens blau nüancirter
Plangläser, Dauer und Ferne zu geben.

Der Schlosser Scherny hatte, wiewohl er kaum in
das mittlere Lebensalter getreten war, seit den letzten fünf
Jahren ein entschiedenes Rückschreiten seiner Sehkraft bemerkt, so dass er schliesslich nicht weiter als acht Zoll von
seinem Werkstück entfernt sein durfte, um mit der nothwendigen Ausdauer sein Geschäft treiben zu können. Durch
angestrengtes und in Zeiten drohender Kriegsgefahr viele
Nächte hindurch fortgesetztes Arbeiten in der Gewehrfabrik
zu Suhl war sein Augenleiden zuerst eingeleitet worden.

Scherny hatte bis auf den Tag seiner ärztlichen Untersuchung keine Ahnung davon gehabt, dass die Ursache
seiner Gesichtsschwäche nur in seinem rechten Auge lag.
Bei der Erprobung, welche ich an einem sonnenhellen Morgen mit jedem Auge einzeln anstellte, las das linke dauernd
und in normaler Sehweite. Das rechte Auge aber las nur
bis auf

„5 Zoll Entfernung und 15 Secunden Dauer",
mit vorgelegtem Planglas in Nüance III
　12 Zoll Entfernung, 2 Minuten Dauer,
mit vorgelegtem Planglas in Nüance IV
　16 Zoll Entfernung, 6 Minuten Dauer,
mit vorgelegtem Planglas in Nüance V
　22 Zoll Entfernung und mit bleibender Dauer;
mit vorgelegtem Planglas in Nüance VI
　　verminderte sich dem rechten Auge wieder Entfernung
　　und Dauer, weil dasselbe, nach des Kranken eigener
　　Aussage, statt lichtmildernd, zu lichtraubend und des-
　　halb anstrengend wirkte.
　　Nach diesen Ermittelungen über das ermüdende rechte

und gesunde linke Auge galt es, das erstere zu unterstützen und das letztere vor einer Combinations-Störung zu bewahren.

Durch eine Licht-Combination mittels

Planglas in Nüance II links,

Planglas in Nüance V rechts,

wurde diesem doppelten Bedürfniss so vollkommen entsprochen, dass der Kranke behaglich und ohne überhand nehmendes Flimmern dauernd lesen und als tüchtiger Arbeiter seinem Berufe zurückgegeben werden konnte.

Fall 39.

Kopiopia retino-muscularis presbyopica des linken Auges. Hülfe durch Convex-Brille No. 50., deren linkes Glas um zwei Nüancen tiefer abgeschattet war.

Fräulein Pfefferkorn wusste, dass sie schon aus der Kindheit her an Schwachsichtigkeit des linken Auges gelitten hatte. Dasselbe war zum Erkennen gewöhnlicher Druckschrift unfähig, las jedoch durch Convex-Glas No. 50. in Nüance III zwei Zeilen, mit + 50 in IV drei, mit + 50 in V vier Zeilen, um dann freilich auf lange Zeit der Erholung zu bedürfen.

Diese längst gewohnte Schwäche des linken Auges würde die Kranke nicht veranlasst haben, ärztlichen Rath einzuholen, wenn davon keine Ueberwirkung auf das andere Auge erfolgt wäre. Auch das rechte Auge wurde, obgleich die Kranke das zweiundzwanzigste Jahr noch nicht erreicht hatte, durch binoculare Störung Anfangs in Presbyopie und durch diese schliesslich in solche Kopiopie nachgezogen, dass nach Durchlesen einer einzigen Seite, unter schmerzhafter Empfindung im linken Auge, gänzliche Ermüdung erfolgte.

Die genau zutreffende Licht-Therapie liess mich wenigstens, wie in ungemein vielen analogen Fällen, keinen anderen Rückschluss auf die Pathogenie machen. Denn als ich die Kranke zunächst mit Convex-Gläsern No. 50. in Nüance II versah, entsprachen diese der einmal vorhandenen Weitsichtigkeit, indem sie die nahen Objecte genügend verdeutlichten, aber weder schwand das Schmerzgefühl des linken Auges, noch wurde die Ermüdung dadurch wesentlich gebessert. Erst mit der dunkleren Abschattung des linken Convex-Glases durch die wahrnehmbarere und schonender wirkende Nüance V, oder mit anderen Worten: erst durch eine der gestörten Combination abhelfende zwiefache centrale Beleuchtung trat eine so klare Anschauung der nahen Objecte ein, dass jeder Schmerz des linken Auges schwieg und die Fähigkeit zu unausgesetzt dauernder Beschäftigung gewonnen wurde.

Jeder therapeutische Gegenversuch, der nicht auf dem oben angenommenen pathogenetischen Rückschluss basirt war, misslang. Stärkere Convex-Gläser als No. 50. störten durch Vergrösserung; Convex-Gläser No. 50., beide in Nüance V, hinderten durch Lichtberaubung. Das Umkehren der einmal als hülfreich befundenen Brille,

$+$ 50 in Nüance II rechts,

$+$ 50 in Nüance V links,

steigerte sogar Schmerzgefühl und Ermüdung in auffallender Weise.

Fall 40.

Kopiopia retino-muscularis myopica sinistra. Ein blaues Planglas in Nüance IV, nur dem linken Auge vorgelegt, gewährt beiden Augen die Ferne und die Ausdauer.

Der Schneider Biermann, 25 Jahre alt, wurde, als er nach Ablauf seiner Militair-Jahre zu seiner Gewerksthätigkeit zurückkehrte, von der Wahrnehmung überrascht, dass ihn sein früher sehr gutes und ausdauerndes Sehvermögen gänzlich verlassen hatte.

Liess ich den Kranken, um die Art seiner Kopiopie zu ermitteln, lesen, so war es ihm Anfangs bequem,

das Schriftblatt bis auf zwei Fuss entfernt zu halten. Bald
aber meldete sich ein Gefühl von Druck in seinem linken
Auge, dem er dadurch entging, dass er sich unwillkürlich
von Minute zu Minute dem Schriftblatt mehr näherte. Nach
einer viertel Stunde bei acht Zoll angelangt, wurden ihm
die Buchstaben aber unklar, und alsbald hörte die Möglichkeit zu lesen ganz auf.

     Bei der Einzelprobe der Augen erwiess sich, dass das
linke vorher schon durch das Gefühl von Druck mir ver-
dächtig gewordene Auge nur halb so weit als das rechte
las. Ophthalmoscopisch untersucht zeigte sich dasselbe vollkommen gesund, aber reizbarer gegen das Licht als das
andere Auge. An ihm allein hatte die Licht-Therapie ihre
Aufgabe zu lösen.

     Unter einer Brille
          Plan in Nüance IV links,
          Plan III in Weiss rechts,
erweiterten die Augen gemeinsam ihre Sehweite beim Lesen
sofort von zwei bis auf drei Fuss, und die früher aneinan-
der gereiheten Symptome — Druck im linken Auge, wachsende Einschränkung der Sehweite und Ermüdung — kamen
nicht mehr zur Verwirklichung. Mit der Darreichung eines
einzigen blauen Glasscheibchens war Alles gewonnen, wonach der Kranke unter vielen Versuchen der älteren Therapie ein ganzes Jahr vergeblich gestrebt hatte. Statt nach
der ersten Morgenstunde schon erschöpft zu sein, war es
ihm unbenommen, bis zur späten Abendzeit seiner Beschäftigung obzuliegen.

X.

Andeutung der äussersten Grenze der Licht-Therapie.

Bei der immer wachsenden Zahl günstiger therapeutischer Erfahrungen, welche ich hinsichtlich der Wirkung
des farbigen Lichtes in jüngster Zeit zu machen Gelegenheit hatte, drängte sich mir lebhaft auch die Frage über
die Grenze auf, bis zu welcher ein erblindendes Auge
wohl noch fortfahre auf sein gesundes Nebenorgan schädlich überzuwirken, und bis wie weit in solchen Fällen
unseren optischen Mitteln noch eine Verderben abwendende
Kraft beizumessen sei. Indem ich eine näher eingehende
Beantwortung dieser in vielen Beziehungen schwierigen
Frage einem anderen Orte vorbehalte, kann ich dieselbe
hier und für jetzt nur andeutend berühren.

Schliesst man einem Menschen, der ein fast erblin-
detes linkes und ein gesundes rechtes Auge hat, das
gesunde dauernd vor jedem Lichtstrahle ab, und experi-
mentirt man nur mit dem erblindenden: so verräth das
letztere bekanntlich in vielen Fällen keinen Orts-Sinn
mehr, oft kaum noch einen Licht-Sinn. Dem Kranken

ist es ziemlich gleichgeltend, ob man Sonnenstrahlen in
seine Pupille treten lässt, oder nicht. Schwache Schwingungen der optischen Nervenfaser mögen nach unseren
heutigen Ansichten noch von den die Netzhaut treffen-
den Lichtstrahlen in Bewegung gesetzt werden; doch
gleichviel bis zu welcher Tiefe, sie kommen kaum mehr
zur Perception und verschwinden fruchtlos auf ihrem
Wege zum Centrum — dem Gehirn —, welchem zur Zeit
des Experiments auch von der rechten Seite her jegliche
Erregung (Erhellung) fern gehalten wird.

Eine Erfahrung von ganz anderer Natur tritt dagegen hervor, wenn man umgekehrt das gesunde Auge
absichtlich in Thätigkeit setzt und die Wirkungen erforscht, die in dieser Thätigkeit sich äussern, sobald man
nebenbei das fast erblindete Auge bald schliesst bald
wieder öffnet. Bei genauem Aufmerken verspürt der
Kranke vom Oeffnen und Schliessen seines fast erblin-
deten Auges zweifellos einen centralen Erfolg, und zwar
vom Schliessen eine günstige Veränderung und ein klareres Hervortreten kleiner Sehobjecte. Nur darf der Versuch nicht zu lange hintereinander fortgesetzt werden.
Die ohnehin schwache Wahrnehmung erschöpft sich bei
Wiederholungen immer mehr. Und darin liegt nichts
Auffälliges, sondern im Gegentheil etwas das subjective
Gefühl des Kranken Bestätigendes, welches auch den
Erfahrungen analog ist, die wir bei der experimentalen
Erforschung der die Ferne gebenden Kraft des abge-
schatteten blauen Lichtes (s. Seite 143) gemacht haben.

Die von der linken Seite her, und wenn auch noch
so schwach, central sich bewegenden Schwingungen
mischen sich beim Bedecken des vermeintlich schon

gleichgültig gewordenen Organs durch ein tief blaues
Glas nicht mehr störend in die Schwingungen des sehen-
den Auges ein, und eine sensorielle Beruhigung thut
sich kund, unter deren längerer Einwirkung Schmerzen
sich stillen und Unheil verkündende Licht- und Farben-
Erscheinungen sich mindern und schliesslich aufhören.
Zwischen der letzten Spur sensorieller Thätigkeit
und zwischen absoluter Unthätigkeit liegt keine scharf
gezogene Linie. Indessen auf und dicht vor der frag-
lichen Grenze befinden sich viele Gesichtsleidende, deren
eines noch gesunde Auge von dem anderen vermeintlich
amaurotischen unverkennbar angefeindet und bei mangelnder Hülfe gefährlich niedergezogen wird, so dass
die Kranken sich sogar bereit finden lassen, das schädliche Organ zu opfern. Doch um wie viel höher steht
die Kunst, wenn sie dieses letzten Opfers nicht bedarf!

Erklärung der Tafeln.

Tafel I.

Fig. 1. Das Farbenspectrum, wie es sich zeigt, wenn man ein Bündel Sonnenstrahlen einfach durch ein Prisma zerlegt.

Fig. 2. Das Farbenspectrum, wie es von vier schwarzen Absorbtions-Streifen verändert wird, wenn man die Strahlen durch kobaltblaues Glas leitet, und dann erst durch das Prisma zerlegen lässt (s. S. 29).

Fig. 3. Das Farbenspectrum, wie es noch mehr (durch Auslöschen seiner weniger brechbaren Hälfte) verändert wird, wenn man die Strahlen durch eine wässrige Lösung des schwefelsauren Kupferoxyd-Ammoniaks treten lässt.

Fig. 4. Das Farbenspectrum, wie es annäherungsweise auf ein homogenes Blau beschränkt wird, wenn man die Strahlen durch eine Lösung des Berlinerblau in Oxalsäure treten lässt.

Tafel II.

Die Tafel II. vergegenwärtigt die VI blauen Nüancen, wie dieselben für die Behandlung kranker und schwacher Augen durch farbiges Licht verwendet und mittels chemischer Lösungen festgestellt worden (s. S. 36).

Die in je zwei Brillengläser gelegten Nüancen dienen zur Behandlung der binocularen Combinations-Störungen. Das schwächere Auge erhält zu seiner grösseren Bethätigung das dunklere Glas (s. S. 45).

Die Brillen-Gestelle sind mit einer solchen Brücke versehen, dass man nach der Individualität des Falles durch Umkehren der Brille beliebig das dunklere Glas rechts oder links verwenden kann.

Gedruckt bei Julius Sittenfeld in Berlin.

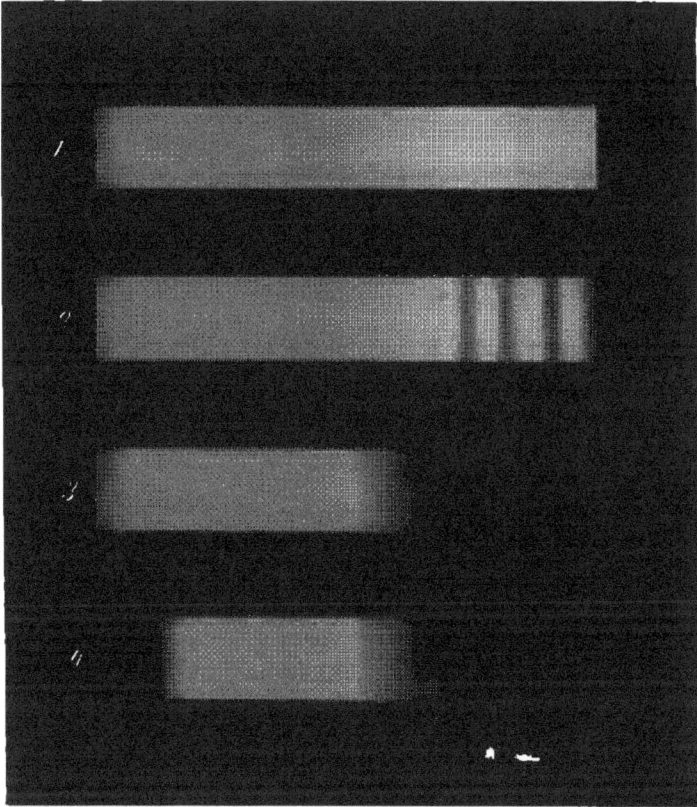

Taf. I

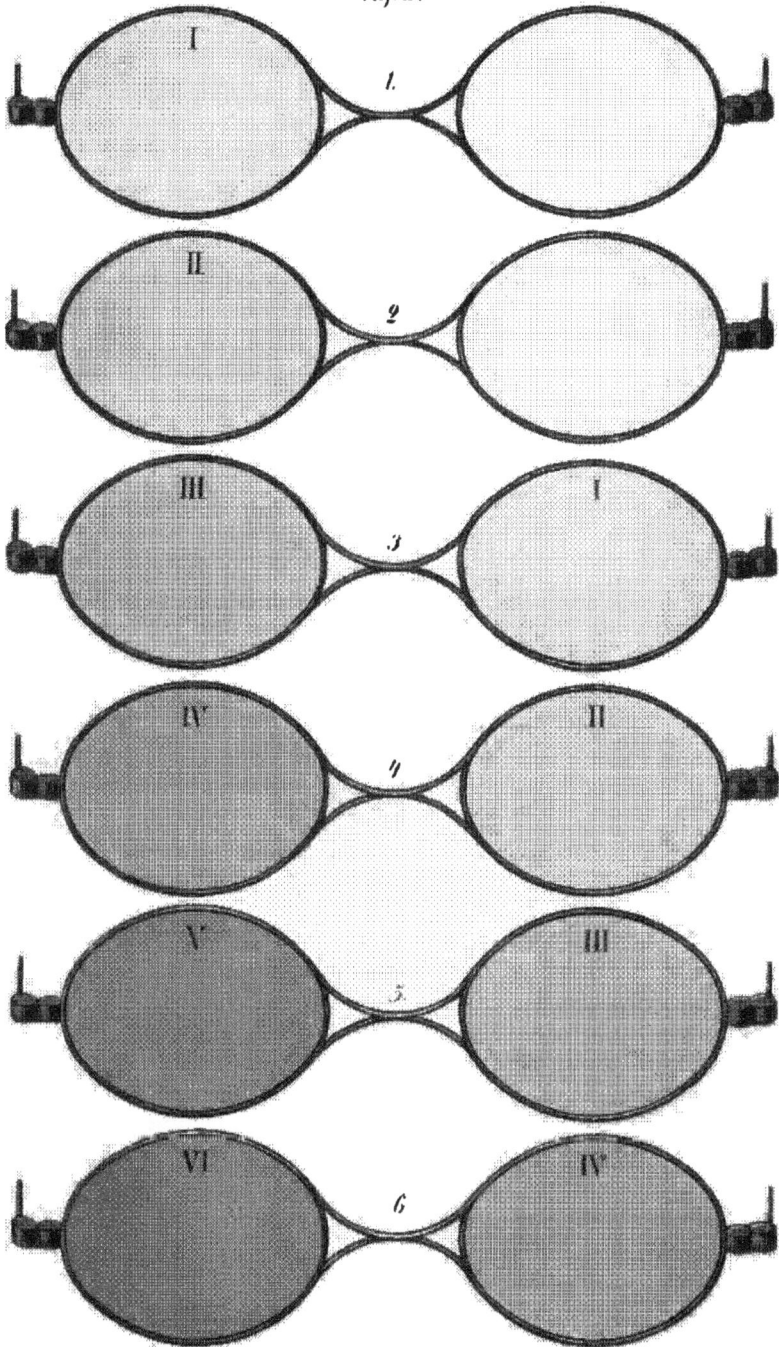

Taf. II.

www.ingramcontent.com/pod-product-compliance
Lightning Source LLC
Chambersburg PA
CBHW021522210326
41599CB00012B/1345